Santé mentale, santé spirituelle

SANTÉ MENTALE, SANTÉ SPIRITUELLE

Dialogue entre une psychiatre et un théologien

Odette Bernazzani
Benoît Lacroix

MÉDIASPAUL

Médiaspaul reconnaît l'aide financière du Gouvernement du Canada par l'entremise du Fonds du livre du Canada (FLC), du Conseil des Arts du Canada et de la Société de développement des entreprises culturelles du Québec (SODEC) pour ses activités d'édition.

Conseil des Arts du Canada | Canada Council for the Arts | Patrimoine canadien | Canadian Heritage | Société de développement des entreprises culturelles Québec

Catalogage avant publication de Bibliothèque et Archives nationales du Québec et Bibliothèque et Archives Canada

Bernazzani, Odette, 1961-

Santé mentale, santé spirituelle : dialogue entre une psychiatre et un théologien

Comprend des références bibliographiques.

ISBN 978-2-89420-929-5

1. Psychiatrie clinique – Études de cas. 2. Psychiatrie clinique – Aspect religieux. I. Lacroix, Benoît, 1915- . II. Titre.

RC465.B472 2014 616.89'09 C2013-942047-9

Composition et mise en page : *Médiaspaul*

Maquette de la couverture et photo : *Robert Dolbec*

ISBN 978-2-89420-929-5

Dépôt légal — 1er trimestre 2014
Bibliothèque et Archives nationales du Québec
Bibliothèque et Archives Canada

3965, boul. Henri-Bourassa Est
Montréal, QC, H1H 1L1 (Canada)
www.mediaspaul.ca
mediaspaul@mediaspaul.ca

Médiaspaul
48, rue du Four
75006 Paris (France)
distribution@mediaspaul.fr

Imprimé au Canada — Printed in Canada

À ces éprouvés de la vie... nous sommes à votre écoute

Introduction

Il y a près de 25 ans que je travaille comme psychiatre. Et voici que s'offre à moi la chance de réfléchir « à haute voix » sur mon parcours et de partager avec vous, chers lecteurs et lectrices, ce qui me tient à cœur dans ma profession, mon métier, ma passion, ma vocation, quel terme employer ? ma rencontre au quotidien avec des personnes en souffrance.

J'avais déjà écrit des articles scientifiques et quelques chapitres de livres mais je n'avais jamais songé à rédiger des histoires de vie inspirées de mes patients. Comment cette idée a-t-elle surgi ? C'est le désir de faire mieux connaître et aimer les personnes qui souffrent d'un problème de santé mentale qui nous a motivés, le Père Lacroix et moi-même, à entreprendre un échange serein et ouvert sur le vécu de certains de mes patients. Nous avons fait le pari audacieux d'un dialogue entre nos deux univers, la psychiatrie et la spiritualité, avec l'espoir de contribuer à un regard enrichi sur des personnes souffrantes et résilientes et à contrer la stigmatisation qui les touche trop souvent.

Je ne prévoyais pas que cette belle démarche avec le Père Lacroix me conduirait à préciser ma pensée sur ce que je considère comme les éléments les plus signifiants de mon rôle de soignante. En rétrospective, je constate à quel point notre travail de collaboration, situé dans le cadre plus large de mes études à l'Institut de pastorale des dominicains de Montréal, m'a engagée dans une voie de recherche et d'approfondissement de ce qui constitue l'essentiel, « le cœur » du métier de psychiatre, et qui concerne non seulement mon savoir-faire mais, d'abord et avant tout, mon savoir-être.

En introduction à cet échange, j'aimerais donc vous livrer quelques-unes des réflexions qu'il a fait naître. Pour bien les situer, voici d'abord quelques points de repère relatifs à mon cheminement professionnel et au processus de rédaction des vignettes. Loin de moi l'idée de vous présenter le fruit d'un travail théorique documenté et exhaustif ; je souhaite partager, en toute simplicité, une réflexion personnelle en constant devenir.

Parcours professionnel : quelques jalons

J'ai eu l'occasion de connaître un parcours professionnel riche en expériences variées. J'ai d'abord entrepris des études en médecine et en psychiatrie à l'Université de Montréal. Désireuse de me former en recherche, j'ai ensuite obtenu, à la même université, un doctorat en sciences biomédicales qui fut suivi d'une formation postdoctorale de trois années à Londres en Angleterre. Ces années de recherche à Londres, notamment dans l'équipe des professeurs Georges Brown et Antonia Bifulco, équipe pionnière dans le domaine des modèles psychosociaux de la dépression chez la femme[1],

[1] Cette équipe a développé une méthodologie rigoureuse, appelée méthode contextuelle, permettant de documenter les facteurs psychosociaux contribuant au développement des troubles émotionnels et ce, d'une génération à l'autre. Les résultats de leurs études longi-

furent déterminantes quant à mon évolution non seulement en tant que chercheure mais également en tant que clinicienne. De ces années où j'ai appris à documenter avec rigueur les facteurs psychosociaux qui peuvent contribuer au développement d'un problème de santé mentale, j'ai conservé, entre autres, ma passion pour les histoires de vie et l'exploration des facteurs complexes, positifs et négatifs, qui en influencent la trajectoire.

Mon retour à l'Hôpital Maisonneuve-Rosemont de Montréal m'a permis de concilier des activités de recherche et des activités cliniques pendant plusieurs années avant que je n'en vienne à la décision, en 2003, de retourner à un travail de psychiatrie générale en clinique externe, travail que je poursuis avec plaisir jusqu'à maintenant. Pendant près de six ans, de 2006 à 2011, j'ai occupé le poste de chef médical des services ambulatoires adultes qui a élargi mon expérience dans l'organisation des soins. Dans ce contexte, j'ai été appelée à œuvrer directement et en collaboration à la mise en place du Plan d'action en santé mentale du Québec au sein du programme de santé mentale de l'Hôpital Maisonneuve-Rosemont[2].

---

tudinales ont fait l'objet de nombreuses publications. Mentionnons les travaux-clés suivants : *Social origins of depression*, de Brown & Harris, 1978 ; *Wednesday's Child, Research into Women's Experience of Neglect and Abuse in Childhood, and Adult Depression,* de Bifulco & Moran, 1998 ; *Understanding Adult Attachment in Family Relationships: Research, Assessment and Intervention*, de Bifulco & Thomas, 2013.

[2] A partir de 2005, le Plan d'action en santé mentale du Québec introduit un changement radical de vision et de pratique dans les soins en santé mentale au Québec.

Enfin, ces dernières années ont vu naître en moi un intérêt grandissant pour l'interface entre psychiatrie et spiritualité. Un thème aussi riche – et potentiellement controversé – peut être abordé sous plusieurs angles. Qu'il me soit permis de mentionner deux de mes propres avenues d'exploration : d'une part, la psychologie bouddhiste, et d'autre part, la théologie et l'exégèse chrétiennes. Avec le recul, la démarche présentée dans ce livre se révèle un catalyseur puissant de mon intérêt initial quant à l'interrelation entre la psychiatrie et la spiritualité.

La rédaction des vignettes : comment et pourquoi ?

La rédaction et la publication de matériel clinique font partie d'une longue tradition en psychanalyse[3] et elles ont cours aussi en psychiatrie et en psychologie[4], notamment en thérapie familiale. Cette expérience, nouvelle pour moi, s'est avérée plus exigeante que prévu. Il m'a fallu composer avec les trois défis majeurs que sont le respect de l'anonymat des patients, le choix du matériel à présenter et le souci de

---

[3] Voir Allannah Furlong, Claire-Marine François-Poncet, Jean-Claude Rolland et Dominique Scarfone pour une discussion des enjeux analytiques et éthiques liés à la communication du matériel clinique en psychanalyse.

[4] Mentionnons trois références importantes: 1- *The Illness Narratives : Suffering, Healing and the Human Condition*, de Arthur Kleinman, 1988 ; 2- *A Stranger in the Family: Culture, Families and Therapy*, de Vincenzo Di Nicola, 1997 ; 3- *Narrative Means to Therapeutic Ends*, de Michael White, 1990.

ne pas heurter mes patients, qu'ils aient ou non inspiré les vignettes. J'aimerais dire un mot sur chacun de ces points.

D'abord, l'anonymat des patients est demeuré une préoccupation de premier ordre du commencement à la fin de la rédaction. Les plus grandes précautions ont été prises afin de préserver l'identité des patients qui ont inspiré les vignettes. Toutes les données identificatoires, sans exception, ont été modifiées : les prénoms et initiales, l'âge, les lieux, la nationalité, l'âge et le sexe des enfants, la durée de vie commune, l'emploi, la durée du suivi en psychiatrie, le nombre des hospitalisations, la chronologie de certains événements, etc. Certaines vignettes combinent des éléments liés à l'histoire de plus d'un patient. Les vignettes sont « inspirées » de patients réels bien qu'elles n'en soient pas le reflet parfait, loin de là. Ceci ne rend pas moins « véridiques » les vignettes présentées ni leur essence, ce qui s'en dégage.

Deuxièmement, j'ai dû sélectionner le matériel à présenter, ce qui implique invariablement une simplification excessive des histoires de vie concernées. Chaque histoire personnelle est riche et complexe et susceptible d'être racontée sous plusieurs angles ou dans ses différents aspects complémentaires ou interreliés. Il m'a fallu faire des choix quant aux « éclairages » privilégiés, même pour les vignettes les plus denses et longues, et quant à la mention des diagnostics psychiatriques. J'ai tenté de conserver un certain équilibre entre la description des problématiques et les conclusions diagnostiques. Il m'apparaissait important de spécifier certains diagnostics comme points de référence ou d'intérêt pour le lecteur souffrant lui-même d'un problème de santé mentale ou pour le proche d'une personne ayant reçu un tel diagnostic. En même temps, la mention d'un diagnostic psychiatrique ne revêt une pertinence que grâce à l'éclairage apporté par le vécu de la personne et par les problématiques de vie qu'elle rencontre. Il m'est aussi apparu essentiel de donner un visage humain et parlant aux diagnostics souvent vécus – à juste titre – comme réducteurs. Ceci permet, je l'espère, d'illustrer la complexité, la richesse et le potentiel de chaque individu, quelle que soit sa « maladie ». Parler de diagnostic... soit, mais de façon à le dépasser.

Troisièmement, j'ai voulu éviter de heurter la sensibilité de mes patients et celle de tous les autres patients éventuels ou actuels. En ce sens, l'écriture des vignettes demeure toujours une aventure risquée. Trois stratégies ont été utilisées pour tenter de réduire ce risque au minimum. D'abord, une attention constante a été accordée non seulement au contenu mais au ton de l'écriture, au choix des mots, à la façon de décrire le déroulement des évènements de vie et l'évolution des situations. Ensuite, j'ai gardé à l'esprit, sans relâche, celui que j'ai considéré comme mon « premier » lecteur, le lecteur imaginaire, l'homme ou la femme ayant inspiré la vignette et tous ceux qui pourraient se reconnaître en lui ou en elle. Enfin, j'ai tenté de me sonder rigoureusement au quotidien sur les motivations sous-tendant l'écriture du projet global et de chaque vignette en particulier. Cette conscience aigüe de l'importance de « clarifier » et de « suivre » nos motivations a donné lieu à de nombreux échanges, fructueux et révélateurs, avec le Père Lacroix.

La question des motivations est l'une des plus profondes, au cœur même de la démarche poursuivie. Pourquoi avoir entrepris cet échange avec le Père Lacroix à partir du vécu de certains de mes patients ? Il s'agissait d'abord, tout doucement et une vignette à la fois, de réfléchir ensemble sur la souffrance et la résilience humaines, dans le cadre d'une relation où je me sentais accueillie et « en sécurité ». Cette relation de confiance avec le Père Lacroix me permettait de parler non seulement des histoires de vie inspirées de mes patients, mais aussi de mon travail de psychiatre dans ses défis au quotidien.

J'avais également espoir que cette démarche réflexive m'aide à devenir – disons-le simplement – une meilleure psychiatre. D'une part, la rédaction de tout matériel clinique exige un effort de synthèse et de mise en perspective important; couplé à un échange avec un tiers, dans ce cas-ci le Père Lacroix, cet effort permet le plus souvent de développer un regard enrichi sur la relation avec le ou les patients concernés. D'autre part, toute démarche réflexive concernant une situation clinique est susceptible de profiter à l'ensemble des patients en ce sens qu'elle transforme le regard et, ultimement, les attitudes du clinicien. Enfin, j'avais l'espoir de « percer le secret » de la qualité d'écoute exceptionnelle du Père Lacroix et de son intuition relationnelle, toutes deux inspirantes pour la « spécialiste » en psychiatrie.

Mais il y a plus. Au total, j'ai rédigé 25 vignettes qui ont toutes été commentées par le père Lacroix et discutées avec lui. Au fond, qu'avons-nous ainsi partagé ? Des situations touchantes, bouleversantes; des contextes thérapeutiques exigeants ou carrément difficiles ; des remises en question ; des défis complexes... des histoires de vie d'hommes et de femmes souffrants et résilients. J'ai raconté ces histoires telles que je les ai perçues et selon ma propre perspective. Mais que l'on ne s'y trompe pas. L'écriture de vignettes ne fait pas principalement appel à la transmission de ce que « je connais » d'un patient ou d'une situation. Éclairée par certains psychanalystes[5] et par mon expérience, je constate que la communication de vignettes ne renvoie pas tant à l'illustration de ce que l'on « sait » ou « comprend » de soi, de l'autre ou de la relation qu'au partage de ce qui nous échappe, de ce qui nous demeure incompréhensible, même à notre insu. Présenter des histoires de vie c'est m'exposer, c'est me placer modestement dans une situation de partage sachant que je n'en ai pas la maîtrise, dans l'espoir d'un cheminement vers une compréhension accrue de l'autre.

Transposée sur un plan spirituel, je dirais que chaque vignette renvoie aussi au mystère de l'autre, au mien comme psychiatre et à celui de notre relation. Ma relation « à deux » avec chacun de mes patients s'est élargie en un dialogue « à trois » avec le Père Lacroix dont les commentaires mettent bien en lumière cette part d'indicible, de mystère et d'un devenir dont nous sommes tous porteurs. Nous espérons que le partage de nos vignettes et de nos commentaires avec les lecteurs nous ouvre tous encore davantage au mystère de chacun de nous en tant que personne unique et indivisible dans le maillon de la longue chaîne humaine.

Le rôle de psychiatre écoutant

Le Dalaï Lama aime raconter cette histoire révélatrice : une femme en détresse vint chercher de l'aide auprès du Bouddha. Son jeune garçon venait de mourir. Rempli de compassion, le Bouddha lui promit son aide. Il lui

---

[5] Je mentionne spécialement les textes de Jean-Claude ROLLAND (1998) et Dominique SCARFONE (2009).

dit doucement : « Apporte-moi une graine de moutarde provenant d'une maison où il n'y a jamais eu de mort et je pourrai t'aider. » Joyeusement, pleine d'espoir, la femme se mit en route. Elle alla de maison en maison, de village en village, de ville en ville… Forcée fut-elle de retourner les mains vides auprès du Bouddha et de lui rapporter qu'aucune des maisons visitées n'avait été épargnée par la souffrance.

La souffrance humaine est universelle. Elle fait partie de l'histoire de l'humanité, de l'histoire de chaque homme et de chaque femme, quels que soient les époques et les contextes. Il m'apparaît important de le rappeler alors que je m'apprête à partager quelques pensées sur la psychiatrie, discipline toute récente encore, et surtout sur mon rôle de psychiatre. Ces commentaires qui constituent le fruit d'une réflexion encore en cours n'engagent que moi.

Posons la question simplement : quel est donc le rôle du psychiatre devant la souffrance humaine rencontrée ? En aucune façon n'ai-je la prétention de faire un tour d'horizon complet des facettes multiples de la profession, mon objectif étant de présenter certains aspects qui me « parlent » ou m'interpellent davantage. Ainsi, je propose d'examiner la question sous l'angle utile de trois types de compétences : le savoir, le savoir-faire et le savoir-être.

Savoir : le psychiatre et la science

Le grand philosophe Edgar Morin, un des précurseurs du concept philosophique appelé « la pensée complexe », écrit ceci à propos de ce qu'il appelle, par opposition à la pensée complexe, le paradigme de simplicité qui domine notre monde actuel :

> Ainsi, le paradigme de simplicité est un paradigme qui met de l'ordre dans l'univers, et en chasse le désordre. L'ordre se réduit à une loi, à un principe. La simplicité voit soit l'un, soit le multiple, mais ne peut voir que l'Un peut être en même temps Multiple. Le principe de simplicité soit sépare ce qui est lié (disjonction), soit unifie ce qui est divers (réduction). Prenons l'homme pour exemple. L'homme est un être évidemment biologique. C'est en même temps un être évidemment culturel, méta-biologique et qui vit dans un univers de langage, d'idées et de conscience. Or ces deux réalités, la réalité biologique et la réalité culturelle, le paradigme de simplification nous oblige soit à les disjoindre soit à réduire la plus complexe à la moins complexe... On va étudier le cerveau comme organe biologique, et on va étudier l'esprit, *the mind*, comme fonction ou réalité psychologique. On oublie que l'un n'existe pas sans l'autre; plus même, que l'un est l'autre en même temps, bien qu'ils soient traités par des termes et des concepts différents[6].

Dominant l'ensemble de notre culture occidentale actuelle, le paradigme de simplicité décrit par Edgar Morin me semble révélateur d'un des défis majeurs auxquels fait face la psychiatrie actuellement : la prépondérance accordée à une perspective scientifique qui valorise les données probantes au-dessus de tout et, par le fait même, encourage l'illusion d'une vérité définitive à chercher, à comprendre et à appliquer. Que l'on ne se méprenne pas sur mes propos : ce n'est pas tant la recherche scientifique en soi qui pose problème à une discipline comme la psychiatrie où il y a encore beaucoup plus de questions que de réponses. La difficulté réside plutôt dans le regard que semble porter une partie de la communauté psychiatrique – en cela reflet de la communauté médicale

---

[6] Edgar Morin, « Le paradigme de complexité », dans *Introduction à la pensée complexe*, Paris, Seuil, 2005, p 79-80.

et de la société en général – sur la science perçue comme source d'une vérité absolue à atteindre. Je me souviens d'avoir entendu récemment un commentateur radio respectable s'offusquer de la présence de biais de recherche dans une étude sur le cancer du sein. Bien sûr, il y a différents types de biais d'études qui peuvent invalider des résultats de recherche à des degrés variables. Mais il est illusoire de réclamer des recherches sans aucun biais, du moins dans le domaine de l'humain. J'aime me rappeler le commentaire éclairant d'un professeur américain de paléoanthropologie et spécialiste en biologie de l'évolution, Ian Tattersall :

> Plusieurs d'entre nous considérons la science comme un système de croyances plutôt absolues... En réalité, la science ne vise à nous procurer aucune preuve de quoi que ce soit. C'est au contraire un moyen de comprendre le monde et l'univers qui s'auto-corrige constamment. Pour le dire simplement, la caractéristique essentielle de toute idée scientifique n'est pas qu'on puisse prouver qu'elle soit vraie mais qu'on ait la possibilité de démontrer, du moins potentiellement, qu'elle soit fausse[7].

Sur le « terrain », les psychiatres travaillent dans le domaine des incertitudes, de l'imprécis, des ambigüités et des paradoxes. Je ne crois pas qu'il soit très risqué de dire que la psychiatrie s'intéresse au domaine du complexe. Croire – et même espérer – que la science fera disparaître tout cela est un leurre dangereux. Danger d'enfermement dans des diagnostics, des algorithmes de traitement pharmacologique, des outils de mesure... Certes la psychiatrie a besoin de recherche scientifique pour faire progresser

[7] Ian TATTERSALL, *The World from Beginnings to 4000BCE*, Oxford University Press, 2008, p. 1. Traduction de l'éditeur.

son savoir, qui en est encore à ses balbutiements. Avec un regard critique, ce savoir pourra continuer d'être utilisé à bon escient dans la mesure où il sera perçu d'abord et avant tout comme un outil – un outil précieux afin d'éclairer des décisions thérapeutiques souvent difficiles, mais incomplet, relatif et susceptible de se transformer – et non comme une vérité absolue.

Le paradigme de complexité auquel nous invite Edgar Morin et auquel la société doit travailler m'apparaît prometteur :

> Dans un sens, je dirais que l'aspiration à la complexité porte en elle l'aspiration à la complétude, puisqu'on sait que tout est solidaire et que tout est multi-dimensionnel. Mais, dans un autre sens, la conscience de la complexité nous fait comprendre que nous ne pourrons jamais échapper à l'incertitude et que nous ne pourrons jamais avoir un savoir total : la totalité, c'est la non-vérité[8].

Savoir-faire : le psychiatre et les soins en santé mentale

Le terme « soins » que j'emploie ici suggère d'emblée la notion de relation qui constitue le fondement même du travail du psychiatre. Tous les volets de la psychiatrie, tels l'évaluation, le suivi, le soutien, le traitement, la réadaptation, ne peuvent trouver leur sens, leur pertinence et procurer des bienfaits que dans le cadre d'une relation dite thérapeutique avec le patient. L'établissement de cette relation, sur laquelle l'on n'insistera jamais assez, relève surtout du savoir-être, que nous aborderons plus loin.

---

[8] Edgar Morin, *Introduction à la pensée complexe*, p. 93.

Il peut être utile de rappeler ici à qui s'adressent les services en santé mentale de deuxième ligne, anciennement appelés les services en psychiatrie, au Québec. Le Plan d'action en santé mentale du Québec définit clairement les tâches dévolues à ces services :

- L'évaluation et le traitement des personnes ayant des symptômes plus graves.
- Les soins destinés aux personnes présentant le plus de risques de rupture avec la société.
- Le traitement et la réadaptation de longue durée d'un petit nombre de personnes résistant aux traitements habituels mais qui ont un potentiel de réadaptation[9].

En d'autres mots, les services de deuxième ligne sont réservés à une clientèle souffrant d'une symptomatologie plus grave, souvent associée à plusieurs troubles, résistante au traitement et présentant ainsi un ensemble de défis : diagnostic, alliance thérapeutique et réadaptation. Conséquemment, le psychiatre ne travaille pas seul mais bien en collaboration avec des professionnels de la santé (psychologues, travailleurs sociaux, infirmières, ergothérapeutes, etc.), le plus souvent au sein d'équipes interdisciplinaires.

C'est aux étapes de l'évaluation et du traitement que la psychiatrie fait intervenir une perspective scientifique et médicale, avec ses bons côtés et ses pièges potentiels. Deux aspects, en particulier, suscitent une certaine controverse dans la société : les diagnostics psychiatriques et la pharmacothérapie.

---

[9] Ministère de la santé et des services sociaux, *Plan d'action ministériel en santé mentale 2005-2010 – La force des liens*, Abrégé, Trousse d'information du Gouvernement du Québec, p. 16.

En février 2010, la revue britannique *The Economist* présentait un article sur la cinquième édition, alors à venir, du *Diagnostic and Statistical Manual of Mental Disorders* (DSM-5) qui constitue le manuel de référence quant aux critères et catégories diagnostiques en psychiatrie, publié par l'Association américaine de psychiatrie[10]. En discutant de l'impact d'une telle publication, la revue indiquait, à juste titre, et ce, même pour le Québec : « Et, peut-être plus profondément, le DSM a un impact sur la compréhension de la maladie mentale par la société[11]. » Notons que les deux premières éditions du DSM, en 1952 et en 1968, étaient dominées par une perspective psychanalytique. Les deux éditions subséquentes, en 1980 et en 1994, étaient centrées sur une préoccupation de validité et fiabilité statistiques. Ceci avait eu des impacts positifs importants, entre autres, l'avènement d'un langage commun à la communauté psychiatrique internationale et la promotion d'études scientifiques plus solides aux résultats plus généralisables.

La cinquième édition du DSM est décrite comme étant le reflet de « l'état de la science aujourd'hui[12] ». Un de ses changements cruciaux est la disparition du système multiaxial qui plaçait les diagnostics tels que la dépression, la maladie bipolaire et la schizophrénie sur l'axe I, et les

---

[10] Le DSM-5 est disponible depuis mai 2013.

[11] *The Economist*, « Psychiatric diagnosis. That way, madness lies », Science and Technology section, 6 février 2010, p. 88. Citation traduite par l'éditeur.

[12] Mark Moran, « APA Board approves DSM-5 », dans *Psychiatric News, Newspaper of the American Psychiatric Association,* vol. 47, n° 24, 21 décembre 2012, p. 22.

troubles de la personnalité sur l'axe II. Cette division initiale reflétait, en partie, la perception que les troubles de l'axe I présentaient une origine plus biologique tandis que ceux de l'axe II étaient liés davantage au contexte psychosocial et à l'histoire de vie. Or, le journal de l'Association américaine de psychiatrie indique en décembre 2012 : « De très nombreuses recherches indiquent que les troubles de la personnalité, comme la plupart des troubles mentaux auparavant catégorisés dans l'axe I, sont des maladies du cerveau, ce que reflète l'élimination du système des axes[13]. »

La question du DSM se doit, à mon avis, d'être abordée avec nuances. D'emblée, je dirais que la démarche qui sous-tend le DSM apporte des points de repère essentiels dans une discipline qui en est encore à ses débuts. Elle vise le développement d'un langage commun entre tous ceux qui œuvrent en santé mentale; elle encourage l'utilisation de critères diagnostiques de façon à réduire la contribution de l'aléatoire et la subjectivité du clinicien et des différentes écoles de pensée lorsque vient le temps de poser un diagnostic. Quand je rencontre un patient qui m'apparaît souffrir d'une maladie affective bipolaire, il est important que je puisse discuter avec lui des différents symptômes, signes et considérations qui m'orientent vers cette conclusion et non pas seulement la faire reposer sur mes intuitions ou impressions. Lorsque des cliniciens discutent ensemble de schizophrénie, il est important qu'ils aient des bases communes et non pas chacun leur vision de ce problème de santé mentale.

---

[13] *Idem*. Traduction de l'éditeur.

Mes inquiétudes au sujet du DSM concernent, entre autres, les dérapages potentiels liés à son utilisation que ce soit par les psychiatres, le monde de la médecine, celui de la santé mentale et la société en général. Le DSM est pertinent et très utile comme une des méthodes ou des approches, importante mais non exclusive, visant à comprendre et conceptualiser les troubles émotionnels et les problèmes de santé mentale. Les risques liés à son utilisation relèvent de l'illusion d'une vérité, absolue, totale et auto-suffisante. Dans ce contexte, les catégories diagnostiques du DSM peuvent équivaloir à une définition même de la personne; les diagnostics peuvent devenir, plutôt qu'un éclairage additionnel, un lieu d'enfermement de la personne, qui est alors réduite à sa maladie et dont on « oublie » qu'elle est bien davantage que la somme de ses symptômes. Le danger est de se concentrer sur la maladie, sur sa mesure et son traitement pharmacologique en occultant le vécu de la personne, ses relations actuelles et passées, tout ce qui fait d'elle un être humain à part entière et pas seulement une « malade ». Il y a risque d'oublier que l'évolution d'une personne aux prises avec un problème de santé mentale, y compris ceux auxquels on attribue surtout une origine biologique, est aussi grandement influencée par des éléments de son contexte psychosocial. On nourrit alors l'illusion, pourtant démentie tous les jours dans le travail clinique du psychiatre, d'une homogénéité satisfaisante au sein des catégories diagnostiques, et on minimise du même coup l'individualité et l'hétérogénéité d'un groupe de patients auxquels ont aurait donné le même diagnostic.

Enfin, il y a le risque de faire de la pharmacothérapie l'outil de traitement privilégié, principal, voire unique, les psychiatres devenant alors surtout des réducteurs de symptômes ou des prescripteurs de « pilules ». Loin de moi l'idée de nier les bienfaits indéniables de certains médicaments pour certaines problématiques. Le lecteur pourra le constater à la lumière de mes vignettes cliniques. La médication demeure un outil indispensable afin d'aider la majorité des patients aux prises avec des problématiques sévères et graves qui consultent les psychiatres. Toutefois, je décrirais la médication comme une « condition majeure mais insuffisante » si l'on considère le patient dans son statut d'être humain à part entière et si l'on tient compte de son désir légitime de bonheur, que nous partageons tous. Quelles sont les autres conditions requises ? Elles sont susceptibles de se dévoiler doucement et progressivement aux yeux du clinicien et du patient lui-même dans le cadre d'une relation thérapeutique basée sur l'ouverture et l'écoute. Même les questions – traumatiques pour chaque patient – de l'annonce d'un problème de santé mentale et de la recommandation d'une médication à long terme doivent être revisitées délicatement et au rythme du patient, parfois au fil des années, en vue de pacifier toujours davantage et de dépasser ultimement – c'est le souhait – ces blessures profondes.

Savoir-être : le psychiatre et l'écoute[14]

> *Et, là où l'on est, être présent à cent pour cent.*
> *Mon « faire » consistera à « être »*[15].
>
> Etty Hillesum

Il y a beaucoup de « faire » dans le rôle du psychiatre : identifier les différentes problématiques présentées par un patient, discuter avec lui des principaux volets thérapeutiques, prescrire une médication, échanger avec les professionnels de l'équipe, surveiller les résultats des bilans médicaux, etc. Il y a aussi beaucoup d'écoute du patient : de ses souffrances et difficultés, de ses symptômes, de son mal de vivre et de ses insatisfactions, de son histoire de vie avec ses évènements douloureux; mais aussi de ses succès, de ses projets, de ses liens avec ceux et celles qui lui tiennent à cœur, de ses espoirs et de ses aspirations.

Mais je vise à explorer ici l'appel plus profond qui s'adresse potentiellement à tout « écoutant » (et aussi, pourquoi pas? à chacun de nous en tant qu'être humain en relation). Le « être à l'écoute » relève de la nature, de la « qualité » du « être en relation ». Il fait référence à l'ac-

---

[14] Je suis très reconnaissante à Yolande FRAPPIER de son cours intitulé « L'écoute : source de transformation » (Institut de pastorale, novembre 2012) qui a contribué à enrichir ma réflexion sur le rôle du psychiatre-écoutant et a inspiré cette section.

[15] Etty HILLESUM, *Une vie bouleversée. Journal 1941-1943*, Paris, Seuil, 1981, p. 214. Ce mot profond provient du témoignage poignant d'une jeune Juive hollandaise décédée en 1943 à Auschwitz à l'âge de 29 ans. Il est écrit en 1942 alors qu'elle vit à Amsterdam dans des conditions précaires avec des allers-retours au camp de Westerbork.

cueil de l'autre tel qu'il est, à ce moment de son existence où il entre en relation avec nous. « Être à l'écoute » n'est pas synonyme « d'écouter », bien qu'il le requière. Dans ce contexte, l'écoute devient « un acte créateur qui nous conduit aux défis de croissance dans la relation : permettre à l'autre d'exister et d'être reconnu comme personne[16] ». Reconnaître l'autre et le révéler à lui-même. Écouter le « vivant » dans l'autre. Au-delà des considérations évaluatives et pharmacologiques essentielles, et sans les évacuer, il s'agit de créer, d'aménager un espace sécurisant afin que l'autre – le patient – puisse déployer progressivement devant moi et devant lui-même ce qu'il est et ce qu'il est appelé à devenir. Et cela, sans que nous puissions savoir d'avance, ni lui ni moi, les chemins qui seront à parcourir. Cela demande d'accepter de se soumettre au rythme de la croissance de l'autre, ce qui requiert du temps et de la patience; et de se placer dans une attitude d'humilité face aux résultats de cette démarche dont il ne sera pas nécessairement possible de mesurer l'impact à court terme.

« Que veux-tu que je fasse pour toi ? » dit Jésus de Nazareth à l'aveugle mendiant qui lui demande de l'aide (Lc 18, 41). De la même façon, l'écoutant est appelé à situer l'autre dans sa position d'homme ou de femme à part entière. Tel le père dans la parabole des deux fils (Lc 15, 11-32), il est appelé à demeurer la main tendue mais dans le respect de la liberté de l'autre. Être à l'écoute « c'est aussi être confronté aux paradoxes de l'autre[17] » sans vouloir les faire disparaître à tout prix. Pour le psy-

---

[16] Yolande FRAPPIER, Notes du cours, intitulé « L'écoute : source de transformation », introduction, novembre 2012, p. 4.

[17] *Ibid.*, p. 3.

chiatre, c'est un engagement à tenter de cheminer avec le patient dans le respect des différences de points de vue, des désaccords et des perceptions difficiles à réconcilier, et ce, au nom de la dignité humaine. « Écouter c'est croire en l'autre et non savoir au sujet de l'autre[18]. » Le désir de comprendre, à la base de tout travail de psychiatre, doit être sondé constamment sous peine de glisser sur une pente d'absolu, celle de « vouloir comprendre le patient une fois pour toutes », au risque de le limiter à ce que j'ai compris de lui.

L'écoutant est appelé à croire en l'autre, à croire en sa capacité de grandir, de par sa qualité de personne en devenir. C'est un chercheur de l'indicible, de la profondeur qui habite l'autre. Il conçoit qu'il n'a pas le pouvoir de « saisir » l'autre dans sa totalité. L'autre – mon patient – est toujours « plus » que ses paroles, ses pensées ou ses actes. Il me dépasse – et me dépassera toujours – en ce sens qu'il est « plus grand » que mes perceptions de lui et que ses perceptions de lui-même. Nous sommes tous plus « grands » que nous-mêmes. Réside en mon patient, comme en chacun de nous, un mystère, celui de l'être en devenir. Ceci permet au psychiatre-écoutant de maintenir l'espoir pour ses patients quelles que soient les difficultés rencontrées.

Enfin, le « être à l'écoute » qui vise un processus de transformation chez l'écouté-patient devient également une source de transformation pour le psychiatre-écoutant. Petit à petit, au fil des années, mon suivi des patients est devenu pour moi un accompagnement sur une route d'humanité

---

[18] *Idem.*

qui intègre, bien sûr, les dimensions plus évaluatives et pharmacologiques mais qui aspire à les dépasser. J'offre ma présence à l'autre. Il s'agit pour moi de rechercher toujours davantage un état d'« être » plutôt que de « faire », sans vouloir ou pouvoir sacrifier ce dernier aspect. Le « faire » se teinte progressivement du « être »...

Comment maintenir à la fois ce rôle et les autres aspects évaluatifs et pharmacologiques du métier, avec les contraintes organisationnelles et le manque de temps, et dans les situations où des patients sont forcés légalement et contre leur gré de recevoir un traitement en psychiatrie ? Dans la « vraie vie », certains de mes patients seraient probablement surpris de m'entendre discourir de la sorte. Au quotidien, il y aura toujours des tensions entre la tentative de vivre un état d'écoutant et tous les autres volets du rôle du psychiatre. Des tensions inévitables entre des aspects en apparence contradictoires, opposés, difficiles à maintenir ensemble. Il n'y a pas de solution facile. Le vécu du psychiatre-écoutant s'actualise au jour le jour, d'une relation à l'autre. Il est exigeant, jamais atteint une fois pour toutes, toujours en devenir.

Voilà ! Place à vous maintenant, chers lecteurs et lectrices, place à votre écoute de ces histoires de vie commentées par le Père Lacroix. Puisse le beau poème méditatif de Francine Carrillo vous inspirer dans votre écoute.

Odette Bernazzani, MD
5 mai 2013

Poème de Francine Carrillo

L'oreille demande
de s'incliner au-dedans

avant de se faire accueil
au-dehors.

Et ce ne sont pas des mots
que l'on entend alors.

C'est le mouvement
qui est parlant,

celui par lequel
on s'approche

de ce lieu
d'incandescence

où la vie prend
à l'intime

comme un feu
dans les brindilles.

Il n'y a pas de vérité finie,
fût-elle divine.

Il n'y a qu'une parole
à l'origine de nous-mêmes

qui demande
humblement

à passer
à travers nos opacités

pour faire de nous
des bien entendants.

Vers l'Inépuisable
Labor et Fides
Genève, 2002

Salutations

Montréal, 13 janvier 2012

Chère Dr Bernazzani,

Merci de m'introduire dans le champ diversifié de votre travail professionnel. Peut-être que, mon âge aidant – je suis nonagénaire et théologien de tradition chrétienne – je pourrai compléter en un sens bien particulier vos délibérations face à tel ou tel patient qui vous interroge sur ses difficiles comportements.

Je me dois de vous dire que je suis personnellement très sensible à toute forme de souffrance intérieure. Sensible à ce point qu'elle m'autorisera peut-être à certains commentaires qui, du point de vue qui est le vôtre, ne sont pas pertinents, pour ne pas dire davantage. Je m'en excuse d'avance.

L'important demeure sans doute le respect des principes propres à chaque métier. Il est certain qu'un théologien ne trouvera pas ses réponses à la même source et dans les mêmes perspectives que vous. Une personne souffre. Le clinicien observe, suggère; le théologien – lecteur assidu de la Bible – délibère en invoquant des textes et des raisons d'un autre ordre.

Cette différence des points de vue est essentielle et louable dans la mesure du respect mutuel. Différence n'est pas en soi opposition. Bien au contraire. Nous espérons ensemble le bien du patient... N'est-ce pas ?

Benoît Lacroix

Montréal, 20 janvier 2012

Cher Père Lacroix,

À mon tour de vous remercier d'avoir accepté de participer à cette aventure – qui peut sembler de prime abord audacieuse, voire étrange – d'un échange à partir du vécu de certains de mes patients tels qu'ils se présentent à moi, au quotidien, dans mon travail de psychiatre. Nous pourrions dire, il est vrai, que nous appartenons, vous et moi, à deux univers différents, non seulement sur le plan de nos métiers respectifs, théologien-psychiatre, mais également quant à plusieurs caractéristiques personnelles : religieux-laïque, homme-femme, nonagénaire-... je n'en dirai pas plus ! Déjà, j'entrevois la saisissante différence de nos styles d'écriture, en ayant bien peur de devoir rougir du mien à un moment ou à un autre.

Par contre, j'aimerais rappeler que nous avons bien plus de points en commun que vous ne semblez le croire a priori. D'abord, je suis touchée par l'aveu candide de votre sensibilité à la souffrance qui constitue, à mes yeux, l'ingrédient indispensable à tout cœur soignant qui tente de venir en aide à ses semblables. Ensuite, par le biais de nos rencontres, j'ai pu prendre la mesure de la qualité exceptionnelle de votre accueil et de votre écoute, deux autres éléments qui rejoignent une partie essentielle du travail de tout « psy ». Enfin, ma propre foi et mes études bibliques à l'Institut de pastorale de Montréal me rapprochent de votre regard théologique et animent mon désir d'explorer la richesse potentielle d'un regard spirituel sur les souffrances humaines reliées à la santé mentale.

Je nous souhaite bonne route dans notre démarche en espérant qu'elle puisse être bénéfique d'abord et avant tout aux individus en souffrance, à ceux que nous connaissons personnellement et à ceux, encore trop nombreux, qui demeurent dans l'ombre et la stigmatisation.

Odette Bernazzani

1
Un combat contre l'anxiété

La première histoire que je vous présente est celle de Julie J., une femme de 49 ans, veuve depuis 10 ans, croyante. Elle a quitté son emploi (entretien ménager dans un centre hospitalier) après le décès de son mari ; elle ne pouvait plus supporter la pression au travail et avait développé différentes douleurs physiques accentuées par les longues heures passées à travailler debout. Elle a souffert, en silence, pendant au moins 30 ans d'un trouble obsessif-compulsif sévère pour lequel elle n'a jamais voulu demander d'aide.

Récemment, elle a consulté en psychiatrie étant donné un débordement de son angoisse lié à une infestation de punaises dans l'appartement loué où elle vit de longue date et où elle a accumulé un nombre impressionnant de toutes sortes d'objets pratiques ou inutiles (syndrome d'accumulation pathologique ou *hoarding*). Elle a dû faire un effort considérable pour vider l'appartement, y travaillant jour et nuit, afin que l'exterminateur puisse désinfecter toutes les pièces, ce qui fut réussi. Cet épisode a conduit à une détérioration temporaire de sa relation avec son propriétaire, source additionnelle d'angoisse.

En plus de son angoisse sévère, elle présente un sentiment de solitude au long cours malgré un certain nombre d'amis compatissants. Sa personnalité présente plusieurs éléments de force (capacité de débrouillardise, désir d'être autonome, créativité) ; elle reconnaît qu'elle n'est pas une femme de demi-mesures et prend conscience, de plus en plus, de sa tendance à la dramatisation et de son réflexe de se laisser aller (fuite dans le lit avec négligence de l'hygiène de vie) lorsque son angoisse augmente. Elle est minutieuse et aime à avoir le contrôle de sa vie et de ses choix.

Lors d'une récidive intense de son anxiété à l'occasion d'une nouvelle alerte aux punaises, fausse cette fois-ci, nous avons pu discuter de son angoisse qui en vient à la « paralyser », des manifestations physiques de cette angoisse (palpitations, sudations, faiblesse, tremblements) et de son escalade, qui l'amène à vouloir faire différentes choses dans la maison sans être capable de se concentrer sur aucune, d'où le sentiment de ne plus savoir où donner de la tête et, conséquemment, la fuite dans une régression au lit avec négligence d'elle-même. Nous avons identifié ensemble certaines stratégies à mettre en place de façon systématique, malgré le fait que cela puisse être difficile initialement : 1- s'arrêter au moment de la prise de conscience de l'angoisse croissante ; 2- dédramatiser ; 3- tenter de prioriser une chose à faire ; 4- si cela lui est impossible, s'arrêter de nouveau et sortir de la maison pour faire une marche, ce que la patiente aime ; 5- si cela, aussi, lui est impossible, tenter de faire un arrêt en elle-même, par le biais de la prière qui lui fait beaucoup de bien habituellement ; 6- si la prière est insuffisante pour réduire son angoisse, elle appellera un de ses amis.

* * *

Cette patiente présente, de très longue date, un trouble anxieux sévère et douloureux (un trouble obsessif-compulsif). Toutefois, elle ne consulte pas en psychiatrie afin de trouver de l'aide pour ce problème. Elle souhaite seulement de l'aide concrète ponctuelle quant à son anxiété situationnelle. Bien qu'elle insiste pour être écoutée, il lui est pénible de se confier au-delà de sa situation actuelle. Dans un premier temps, je privilégie des interventions potentiellement moins « menaçantes » de façon à tenter de renforcer notre lien thérapeutique. Je tente aussi de l'amener à développer ses habiletés d'observation d'elle-même, de ses sentiments et de ses attitudes. J'espère qu'elle pourra en venir à s'engager à plus long terme dans un suivi qui pourrait lui être bénéfique.

O. B.

* * *

Chaque souffrance, je vous en ai prévenue, et fût-elle involontaire dans ses origines profondes, me fait mal. J'essaie de comprendre. De mon mieux. Julie J. a des qualités remarquables, on la dit lucide, capable de se débrouiller et même créative. D'où son angoisse démesurée. Son intelligence jusque dans les détails les plus quotidiens accentue sa douleur. D'autre part, elle accepte sa thérapeute, cela signifie peut-être le respect possible d'elle-même.

Ça me rappelle tout de suite le premier commandement de l'évangile des chrétiens en difficulté : « Aime-toi. Aime-toi d'abord en premier lieu. » Je l'ai écrit, Julie J. est bonne, débrouillarde à sa façon. Si elle pouvait s'aimer davantage, en toute humilité, ré-identifier ses grands défauts pour mieux évaluer ses qualités. S'aimer, n'est-ce pas aussi reconnaître ses limites, quitte à les intégrer dans la mesure de ses forces du moment ?

D'autre part, il y a dans l'obsession une valeur évangélique non négligeable ; l'amour de soi est le départ attendu de l'amour des autres. Voilà qui est intéressant puisque Julie J. a l'avantage d'avoir des amis. Il y a aussi ses croyances, sa foi qui pourrait l'aider. Croire, c'est aussi accepter, et regarder ailleurs qu'en soi, c'est se disposer à sortir de soi. Se souvient-elle que, baptisée, elle est précédée par un grand amour dont la seule caractéristique est d'être lui aussi obsessif ? Dieu aime Julie J. Notre Dieu est plein de compassion à ce point que Jésus, Son interprète autorisé, prétend que Dieu adore pardonner... Il est patient... Julie J. pourrait l'être davantage avec elle-même.

Croyante, Julie J. sait-elle le pouvoir thérapeutique de la prière, si souvent rappelé par les connaisseurs d'âme ? La prière a ceci de particulier qu'elle t'offre gratuitement de sortir de tes pires échecs. Ceux-ci deviendront des étapes de vie...

La prière, c'est comme une halte en plein désert près d'une fontaine. Comme disaient certains anciens, non sans exagération : malade qui prie, malade qui guérit... Qui prie le Seigneur ou la Vierge Marie se rend compte qu'il n'est pas seul au monde. Ça aide de le penser. Si Julie J. pouvait prier sans se juger !

Permettez que j'ajoute à ces considérations premières quelques réflexions davantage spiritualistes, voire théologiques.

J'estime pour ma part, en relisant votre diagnostic, que souvent, chacun, chacune à sa manière représente ou symbolise une angoisse du monde actuel.

Ne pourrait-on pas penser aussi que la souffrance mentale est inévitable ? Je pense tout à coup au célèbre Qohélet, porte-parole biblique du sentiment des impasses de la vie. Et un tiers ou presque des psaumes sont des psaumes de lamentations.

N'est-ce pas une invitation à poursuivre nos échanges ?

B. L.

2
Un homme de Dieu et son délire

Laurent F. est un jeune homme âgé de 28 ans. Il vit avec son père et une sœur âgée de 19 ans. Il a terminé son cégep et une première année universitaire en sociologie. Il a abandonné sa scolarité au décès de sa mère dont il était très proche et qui était sa seule véritable confidente. Élevé dans une famille où la foi et la pratique religieuse occupent une place importante, il est lui-même très croyant, bien qu'il n'appartienne à aucune Église ou mouvement religieux spécifique.

Au cours des cinq dernières années, on note deux hospitalisations en psychiatrie d'une durée de deux à trois mois. À chaque occasion, il est gardé contre son gré à l'hôpital en raison de la détérioration sévère de son état. Dans les mois précédant son hospitalisation, il devient de plus en plus taciturne, il s'isole dans sa chambre, refusant de parler à sa famille. Cette dernière s'inquiète du fait qu'il soliloque (parle seul à voix haute) et tient des propos bizarres concernant la fin du monde et une conspiration du gouvernement pour l'empêcher d'agir. Il se sent suivi et victime d'écoute téléphonique. Il passe ses journées et ses nuits à faire de longues recherches sur Internet afin d'approfondir divers thèmes religieux. Il en vient à refuser de s'alimenter. Lorsqu'il est hospitalisé, son état s'améliore progressivement, tout particulièrement grâce à la médication qu'il accepte de prendre temporairement malgré son désaccord total avec l'idée qu'il puisse souffrir d'une maladie quelconque. En termes psychiatriques, monsieur souffre d'une maladie psychotique appelée schizophrénie paranoïde[1].

Après sa deuxième hospitalisation en psychiatrie, il accepte à contrecœur un suivi en clinique externe, duquel il se méfie grandement, craignant que les informations données sur lui-même ne servent qu'à confirmer ma perception de sa maladie mentale. J'apprends qu'il consacre sa vie, depuis de nombreuses années, à se former en vue de la mission à laquelle il est appelé, mission que Dieu lui révèle progressivement depuis l'âge de 15 ans, entre autres, par le biais de visions dont il refuse de me préciser le contenu mais qui sont décrites comme des expériences spirituelles survenant en plein jour. Il se prépare sans relâche à cette mission par la prière, la méditation et les lectures bibliques réfléchies et approfondies. Il m'apparaît présenter une intelligence de la foi peu commune et une aisance à exprimer sa foi et sa compréhension profonde des textes bibliques. De plus, ses capacités intellectuelles ne font aucun doute. Je suis frappée par ses habiletés personnelles, dont il pourrait très certainement faire profiter autrui, et je me permets de lui exprimer mon étonnement devant son choix de demeurer isolé dans son cheminement.

[1] Le terme de schizophrénie paranoïde fait référence à une forme de schizophrénie qui s'accompagne de symptômes reliés à un sentiment de persécution. Ce terme décrivait jusqu'à très récemment un des types de schizophrénie retenus dans la nomenclature diagnostique du DSM. Le DSM-5 a abandonné la catégorisation des sous-types de schizophrénie.

Il se décrit comme un grand solitaire, ce dont il ne souffre aucunement, dira-t-il. Son soutien lui vient de Dieu. Toutefois, il prévoit que sa mission – dont il ne veut toujours pas me préciser la nature même maintenant qu'elle lui est devenue plus claire – l'amènera au milieu des hommes, en particulier de ceux qui auront vécu la maladie mentale.

* * *

Le suivi en clinique externe de ce patient pose un double défi. D'une part, selon l'approche plus traditionnelle en psychiatrie, le défi d'établir une alliance thérapeutique avec un patient qui ne reconnaît pas sa maladie et la nécessité d'un traitement, défi auquel se rajoute celui de trouver la médication qui stabilisera le plus efficacement possible sa maladie. D'autre part, selon une exploration moins habituelle en psychiatrie, tenter de créer un espace de dialogue où le patient peut s'exprimer sur sa foi et sa mission qui constituent son fondement identitaire. Ceci avec l'espoir de pouvoir éventuellement l'aider à faire cohabiter son vécu coloré par la maladie mentale avec sa foi, deux aspects de prime abord peut-être difficilement conciliables mais qui ne sont pas nécessairement incompatibles.

O. B.

* * *

Que le jeune sociologue Laurent F. soit un habitué et un avide de religion, voilà qui ne peut que fasciner un théologien de métier. Même s'il tombe dans l'excès, Laurent F. rejoint – tel est l'avis de nul autre qu'Einstein – un des lieux privilégiés de la réflexion humaine. En effet, Einstein, qui fréquentait quotidiennement le mystère, est d'avis que quiconque n'a jamais fait l'expérience du mystère serait comme un œil qui n'a jamais vu la lumière.

L'histoire l'affirme de mille manières : le fait religieux est inévitable. Laurent F. n'est donc pas anormal quand il obéit à son jeune instinct religieux, qui risque cependant d'être mal canalisé en raison d'une certaine passivité et d'un manque de discernement. À l'avantage de ce jeune homme, il y a le fait qu'il se donne l'espace nécessaire à la réflexion religieuse. Sa solitude préméditée le rend plus disponible à choisir ses manières de prier et de méditer. Si trop c'est trop, trop c'est mieux que pas assez.

Cela dit, Laurent F. est un exemple tragique, j'oserais dire, d'une tendance accélérée de notre temps, à savoir que la religion quitte l'espace public pour se cantonner dans l'espace privé. Si la croyance permet diverses initiatives à Laurent F., elle manque d'espérance. Pourquoi ? « Believing without belonging » est une faiblesse, pour ne pas dire une erreur. L'être humain est naturellement social. Personne n'est une île ! J'estime, pour ma part, que personne ne peut, par lui-même, être religieux sans références personnalisées à des rites communautaires.

C'est à se demander si Laurent F., le croyant baptisé catholique, si fervent soit-il à certains égards, est encore chrétien au moment où tout ce qu'il entreprend est d'inspiration chrétienne. Le Christ n'a-t-il pas ajouté, comme si cela allait de soi, à « Aime-toi » : « Aime les autres comme toi-même » ? Aime les autres, cela signifie, en principe, pour Laurent F. : « Prie avec eux, médite avec eux – rends-leur service ; qu'à l'occasion ils passent avant toi. » Comment le convaincre qu'il n'y a pas de spiritualité, et ce, en quelque culture que ce soit, sans les autres ?

D'où l'intérêt d'une thérapie de style évangélique : il ne s'agit pas tellement d'éloigner Laurent F. de ses tendances religieuses que de l'inviter, par des gestes concrets, à en faire profiter les autres. L'altérité est une voie royale dans le christianisme tel que je le connais. D'autre part, le Christ guérit les malades en les recevant comme tels, jusqu'à respecter certains rites, comme dans le cas de l'aveugle-né. N'y a-t-il pas dans les psychoses des éléments positifs ? Au thérapeute revient le soin de les identifier... avant de les guérir.

J'entendrais encore comme thérapie évangélique tout simplement ce que vous pratiquez à votre manière : priorité accordée à la personne, quelle qu'elle soit, une écoute de style objectif avant toute intervention clinique, une attention sinon un choix préférentiel des personnes vulnérables à tous égards. Pensons à la manière dont le Christ, notre référence privilégiée, a multiplié les miracles auprès des estropiés, des boiteux, des lépreux...

B. L.

Un commentaire...

Comme c'est intéressant ! La perspective de la théologie rejoint ici celle de la psychiatrie dans ses objectifs de réinsertion sociale, à savoir l'importance des liens et d'une intégration sociale, même modeste, pour le mieux-être éventuel des patients. En partenariat avec son psychiatre et d'autres intervenants en santé mentale, le patient est encouragé à développer ses habiletés à entrer en relation avec autrui et à explorer, pas à pas, les avenues possibles pour élargir son horizon social. Toutefois, ceci constitue un défi de taille pour la plupart des patients qui souffrent de schizophrénie paranoïde, étant donné leur repli sur eux-mêmes, leurs angoisses profondes dans les relations interpersonnelles et leur sentiment de méfiance diffus. Ce n'est qu'au fil des années qu'il est possible pour certains patients de « sortir de leur coquille » et de « prendre le risque » d'investir dans des liens avec autrui. Pour l'instant, monsieur demeure catégoriquement fermé à cette idée ; même sa relation avec sa psychiatre lui pèse.

Aussi, vous mentionnez : « Il ne s'agit pas tellement d'éloigner Laurent F. de ses tendances religieuses... ». Je constate que vous partagez mon intuition en ce qui concerne l'importance de tenter une « conciliation » entre le respect de ses convictions religieuses, qui en dépit de leur composante délirante constituent le fondement de sa définition de lui-même depuis tant d'années, et l'ouverture vers la « vraie vie », qui passe inévitablement par un rapport, si ténu soit-il, à autrui. À mon avis, c'est seulement dans l'horizon d'une telle conciliation, dont le vécu demeure à apprivoiser petit à petit avec mon soutien, que le patient pourra éventuellement s'ouvrir à d'autres aspects de sa vie.

O. B.

3
Corps et cœur blessés

Paul N. est un homme de 52 ans, veuf depuis 8 ans et père d'une fille âgée de 21 ans. Il vit seul dans un HLM. Il est né avec une maladie congénitale grave appelée le Spina Bifida (absence de fermeture du tube neural et donc de la colonne vertébrale au niveau des vertèbres lombaires et sacrées) qui a posé des défis énormes dans sa vie sur les plans neurologique, psychologique et social. Avec détermination, il a fait des études universitaires en service social, mais ses difficultés physiques et psychologiques l'ont empêché d'obtenir ou de garder un emploi au-delà d'une année. Il a dû vivre le plus souvent des prestations de l'aide sociale. Cette situation ne l'a pas empêché de poursuivre des recherches d'emplois assidues et de recourir à des organismes pour la défense de ses droits lorsqu'il jugeait qu'une perte d'emploi était discriminatoire à son endroit. Ses capacités de débrouillardise pour obtenir un soutien pratique pour les différentes sphères de sa vie ont toujours constitué un élément de résilience important.

Il est connu de nos services en psychiatrie depuis une vingtaine d'années, période au cours de laquelle il a été hospitalisé au moins à quatre reprises en lien avec un tableau dépressif sévère accompagné de symptômes psychotiques et de verbalisations suicidaires. La dernière hospitalisation est survenue il y a quatre ans à la suite du décès de sa mère et fut particulièrement longue en raison de la sévérité de ses symptômes. Le rétablissement demeure difficile, bien que sa dépression soit en rémission complète. Sa capacité d'autonomie a grandement diminué en raison d'une difficulté accrue à s'organiser dans le quotidien, ce qui suggère un début d'atteinte des fonctions cognitives sans que cela puisse être confirmé clairement. Par ailleurs, le travail de soutien et de réadaptation auprès de monsieur est compliqué par ses traits de personnalité qui s'expriment, de longue date, dans une faible tolérance à la frustration, une colère intérieure chronique, un comportement impulsif et une attitude théâtrale accentuée par un discours de victimisation répété.

L'enjeu majeur actuel réside dans le retour au travail. Le patient revendique le droit de travailler comme intervenant social auprès d'enfants ou d'adultes en difficulté. Son estime de lui-même est rivée à l'espoir d'un emploi tel qu'il n'en a jamais obtenu. Bien qu'il apprécie son travail de bénévolat en pédiatrie, la satisfaction pourtant bénéfique qu'il en reçoit n'apaise pas sa quête qui renvoie à ses blessures profondes. Lors d'une rencontre récente, il me parle de son père médecin honteux d'avoir eu un fils handicapé. Le patient se souvient de rencontres familiales humiliantes où, très jeune, il entendait son père s'excuser devant toute la parenté de n'avoir pu mettre un enfant « normal » au monde. Il s'exprime sur sa rage, étant enfant, de voir ses parents s'impatienter devant ses maladresses. Il avoue que sa maladie congénitale « l'écœure ». Bien qu'il puisse, en partie, reconnaître que son insistance violente face à l'emploi rejoint son besoin « de se prouver », et de prouver à son père sa valeur, il demeure incapable, pour l'instant, d'abandonner ce projet surinvesti, et ce, malgré de nombreuses années de travail en psychothérapie. Par ailleurs, son engagement dans son travail de bénévolat et la satisfaction et le soutien qu'il en tire m'apparaissent offrir une base protectrice à partir de laquelle nous pourrons tenter de reprendre des enjeux plus douloureux.

* * *

Ce patient me touche profondément de par ses aspects de résilience indéniable devant ses défis de vie au long cours. En même temps, il présente des aspects de grande vulnérabilité qu'il a encore du mal à reconnaître et à accepter. Son attitude envers moi oscille entre une colère intense et une crainte que je ne le laisse tomber. Il est souvent revendicateur et s'engage à répétition dans des démarches qui mettent en échec le plan de traitement proposé. Son attitude et sa problématique requièrent de sa psychiatre un dosage délicat entre une attitude ferme devant certaines demandes jugées excessives et une attention à toute possibilité d'élaboration de sentiments douloureux, et ce, tout en maintenant une empathie résistante aux charges déplaisantes.

O. B.

* * *

Il s'agit donc d'un homme de 52 ans. J'admire ses rêves, ses audaces, sa volonté de gagner un prochain tournoi. Un lutteur. Débrouillard autant qu'impatient de ce qui, dans l'immédiat, l'empêche de réussir. Cet homme généreux et débrouillard subit un échec qui lui est imposé. Et pourtant, il serait prêt à surmonter son handicap pour en faire davantage. Comme le font les jeunes que l'épreuve n'a pas encore touchés. Il est significatif qu'il aime s'occuper des enfants. Pourquoi ? Parce qu'ils ont pour la plupart l'âge de ses rêves.

Non, je ne voudrais pas reprocher à Paul N. ses rêves ou le fait qu'il en veuille à son père qui, lui aussi, a agi à son égard comme un enfant. Moi aussi, je crois que cet homme âgé qui a le goût du bénévolat possède un grand cœur. Un cœur d'enfant ? Cette résilience, que son handicap l'oblige parfois à oublier, elle est là quand même. Toujours là. J'appartiens à une religion qui n'a que du respect pour ceux qui aiment s'occuper des autres et, comme le Christ, accordent une préférence aux enfants. Je vous remercie d'accompagner Paul N. dans son difficile cheminement vers l'âge mûr.

Cet homme est blessé dans son corps, blessé comme un adolescent. Il pense malgré lui que le corps est plus déterminant que l'esprit généreux qui l'habite. C'est l'esprit et lui seul qui doit être soigné. Non parce qu'il est croche mais parce qu'il demeure trop fixé à sa dépendance du corps blessé. Oh! je ne veux pas lui faire la leçon, mais simplement dire que cet homme qui apprécie le bénévolat et qui aime les enfants a de quoi dépasser périodiquement ses réflexes d'adolescent impatient. Je lui souhaite de penser souvent à toutes ces personnes qu'il a aidées et qu'il a forcément aimées. Ce n'est pas l'habileté physique qui définit le mieux un homme. C'est davantage son cœur, la générosité de ses désirs ; mais c'est aussi sa volonté de dépasser la réalité qui l'offense. De ce point de vue, aider Paul N. à survivre est particulièrement louable.

B. L.

4
Résilience dans la persécution

Étienne V. est un homme de 43 ans, sans enfant et sans conjointe. Il est retourné vivre à Rimouski, sa ville natale, depuis moins d'un an. Il a obtenu divers certificats universitaires et présente tout à la fois des habiletés intellectuelles et manuelles évidentes. Il a occupé pendant plusieurs années un emploi en télécommunications, duquel il a été congédié, il y a environ 10 ans, en raison d'un changement marqué et persistant de son comportement.

Monsieur fait remonter l'ensemble de ses problèmes au contexte dans lequel il a perdu cet emploi, et tout particulièrement à une mésentente avec un collègue de travail d'origine italienne. Malgré l'intervention de son superviseur et la résolution apparente du conflit, monsieur rapporte un changement progressif de l'attitude de ses collègues, qui lui semblent se liguer contre lui. Il se plaignait à répétition à ses patrons de l'attitude de harcèlement de ses collègues qui le surveillaient, médisaient de lui et lui faisaient subir toutes sortes de vexations (égarement ou bris de ses effets personnels, erreurs volontaires dans ses dossiers, mots désobligeants derrière son dos tels « salaud » ou « voleur »). C'est dans ce contexte qu'il fut congédié avec le sentiment révolté de ne pas avoir été cru ni compris. Il s'engagera pendant plusieurs années dans des démarches juridiques contre son employeur, travaillant avec acharnement à défendre sa cause, sans jamais la gagner.

Son sentiment initial de harcèlement au travail s'étend rapidement à l'ensemble de sa vie. Il se sent d'abord persécuté par la mafia italienne et, ensuite, par les policiers dont il perçoit des manœuvres douteuses à son endroit. Au fil de ses observations attentives des mouvements de voitures de police autour de lui et de ses lectures sur Internet, il en arrive à la conviction qu'il est sous haute et constante surveillance par un système satellite puissant et dommageable pour sa santé physique. Il s'exprime avec force détails et une logique quasi scientifique sur les effets créés et ressentis. Il garde espoir que les faits seront rétablis, un jour, en sa faveur et que cessera le harcèlement. Au fil des ans, ses conditions de vie deviennent de plus en plus précaires et les emplois difficiles à trouver. Malgré ses graves difficultés, il conserve une passion pour la valse qui lui permet de maintenir, en tant que danseur expérimenté, certains liens sociaux significatifs au sein d'un réseau social qui s'est douloureusement égrené.

J'assure le suivi de monsieur en clinique externe depuis plus de quatre ans maintenant. Au cours de cette période, il a dû être hospitalisé à deux reprises dans nos services, contre son gré, étant donné la précarité de sa santé psychiatrique, de son état physique et de ses conditions de vie. À chaque occasion, il a contesté, devant un juge, sa garde en établissement et gagné sa cause. Peu de temps après, il quittait l'hôpital, se sentant moins anxieux et moins épuisé, mais son trouble délirant de type persécutoire demeurait tout aussi intense. À ce jour, il demeure irrémédiablement convaincu de la véracité de ses perceptions dont nous avons souvent discuté. Il reconnaît, tout au plus, souffrir d'une anxiété parfois envahissante pour laquelle il accepte de prendre une médication dont il fait varier le dosage, souvent à la baisse, malgré mes recommandations. Il accepte, néanmoins, mon suivi en externe, qui demeure maintenu en dépit de son déménagement à Rimouski effectué dans le but d'échapper à la corruption policière et avec l'espoir de « repartir à neuf » grâce à l'obtention d'un emploi, enfin, valorisant. Aux deux mois, nous nous asseyons ensemble afin de faire un retour sur ses défis quotidiens partagés entre, d'une part, la perte récente de son emploi, l'aménagement dans un nouveau logement plus salubre et la poursuite fructueuse de ses activités de valse à Rimouski et, d'autre part, son combat incessant contre le harcèlement.

* * *

En écrivant ces lignes, je constate que mon suivi avec ce patient profondément attachant et souffrant a évolué selon plusieurs étapes. D'abord, rapidement, afin de pouvoir continuer à travailler ensemble, il nous a fallu accepter tous deux l'adage qui dit : « We agree to disagree. » Nous avons convenu explicitement que nous ne pourrons pas nous accorder sur nos « hypothèses » respectives quant à son vécu – la sienne sur son harcèlement réel et la mienne sur son problème de santé mentale – tout en conservant chacun l'espoir secret de convaincre l'autre un jour. Viendra par la suite, de façon récurrente lors des périodes de grande détérioration de l'état du patient, un sentiment de déchirement personnel entre 1- l'option de l'hospitaliser de nouveau contre son gré au prix d'une entaille profonde à son estime de lui-même pour le maigre profit d'une stabilisation très temporaire de son état et 2- l'option d'offrir un accompagnement soutenant mais combien limité face à l'ampleur de ses difficultés. Jusqu'à maintenant, c'est cette dernière option que j'ai choisi de privilégier.

O. B.

* * *

J'estime que le temps, que nous avons l'habitude de minuter, de diviser jusqu'à l'excès pour en montrer l'efficacité pratique, demeure avant tout linéaire et continu. Nous mesurons constamment le temps... qui nous échappe à mesure. « Le temps est ton navire et non ta demeure », écrit le poète...

Cet universitaire qualifié, sans enfant et sans conjointe, vient de poser un geste positif : son retour à sa ville natale crée un temps, un espace entre aujourd'hui et autrefois, entre son expérience de travail à Montréal et son passé, ce passé qu'il nous plairait de mieux connaître pour évaluer son profil. Le fait que je ne sais rien de son enfance, rien de ses parents, rien de ses premiers conflits avec l'autorité, me rend difficile d'épiloguer sur ses harcèlements.

Toutefois, le fait qu'il accepte de dialoguer avec une psychiatre d'origine italienne, lui qui n'aime pas trop les Italiens, me fait croire qu'il y a dans sa vie un au-delà du harcèlement. Et peut-être même un au-delà des soins psychiatriques.

Voilà un homme d'âge mûr qui a déjà connu le succès et qui possède des habiletés manuelles, en plus d'être intelligent. Il n'est pas pervers. Il aime la danse et la valse en particulier, d'autant plus que cette danse implique la compagnie d'une partenaire inoffensive, et pour un temps mesuré. Les combats juridiques auxquels il se livre périodiquement, posant ainsi des actions publiques, indiquent selon moi qu'il a quelque chose à offrir à la société.

Cela dit, je ne crois pas que cet homme de nature solitaire ait des aptitudes pour faire face à la complexité des réseaux des télécommunications et il serait hasardeux de lui reprocher ce dont tant d'employés sur le terrain se plaignent. Je crains qu'il y ait eu, au début, un mauvais choix. Il m'est plutôt difficile de comprendre que ce garçon ait pu réussir dans ce domaine. Peut-être a-t-il réussi à y travailler en « ermite » ? Si aujourd'hui il délaissait ses rêves de réhabilitation sociale à l'intérieur d'un système de plus en plus complexe, pour se consacrer exclusivement à ses habiletés manuelles, il pourrait trouver un équilibre en vivant en ermite... au service des autres. Le travail manuel permet toutes les valses possibles à qui souhaite danser sa propre vie, et la rendre utile. L'histoire monastique du travail prouve que l'on peut être communautaire tout en étant « moine »... et moins anxieux !

Moi qui vis dans une communauté d'hommes religieux fondée en 1216, je constate, en tant qu'historien, qu'il y a des « religieux » fort doués qui n'ont pas l'esprit communautaire. Ce sont des ermites qui souvent accomplissent d'une façon exemplaire, mais en solitaires, des travaux pour toute la communauté.

Votre verdict, s'il y a lieu, sera le mien. C'est une loi en théologie pastorale : les faits méritent d'être d'abord entendus.

B. L.

Un commentaire...

Je sens le besoin de commenter vos propos. D'abord, vous avez raison en ce qui concerne la pauvreté des informations dont je dispose au sujet de l'histoire familiale de monsieur ; mes tentatives répétées d'en connaître davantage se sont butées à son refus persistant d'aborder le sujet au-delà de grandes lignes générales. C'est un sujet que j'ai temporairement mis de côté, avec regret, devant l'importance de respecter son rythme personnel et surtout son sentiment d'urgence quant aux aspects actuels de son existence traquée.

Vous avez encore raison de penser que le travail manuel lui réussirait bien. Il a déjà tenté une formation dans un tel domaine, formation dont le déroulement initial était très prometteur. Malheureusement, son sentiment de persécution est réapparu progressivement, l'amenant à soupçonner ses collègues de classe et à se replier sur lui-même jusqu'à ne plus pouvoir retourner au cours.

Je partage enfin votre opinion sur l'importance, voire la nécessité pour sa « survie » psychologique, qu'il puisse trouver un milieu accueillant où sa marginalité ne serait pas retenue contre lui. C'est l'espoir que nous partagions, lui et moi, lorsqu'il est retourné vivre à Rimouski. Malheureusement, une telle « communauté » n'est pas facile à trouver et je ne crois pas qu'il ait véritablement le profil d'un « ermite », bien que je ne sois pas spécialiste en la matière (!) ; au contraire, je perçois chez lui un besoin criant de liens, besoin toujours déçu. Bien sûr, d'une certaine façon il lui faudra demeurer, encore longtemps je le crains, seul parmi les autres, et c'est peut-être ce que vous suggérez en faisant référence à l'ermite. Pour ma part, afin de capitaliser sur sa débrouillardise, je l'ai beaucoup encouragé dans ses efforts vers l'identification et le développement d'un projet créatif de travailleur autonome, lequel est en voie d'élaboration. Le défi est de taille, mais je refuse de perdre espoir...

O. B.

5
Le premier épisode de psychose

Bruno P. est un jeune comptable agréé de 32 ans, marié, sans enfant. Il travaille comme consultant dans une grande firme comptable à Montréal. Je le rencontre dans le cadre d'une de mes gardes en soirée à l'urgence générale de mon hôpital. Lorsque je le rejoins à sa civière dans la section de notre urgence appelée « Annexe » où sont regroupés les patients qui nécessitent des soins en psychiatrie, je l'y retrouve en compagnie de sa femme. Ils sont installés côte à côte sur la civière étroite, entrelacés, sa jeune épouse pleurant doucement dans ses bras alors qu'il s'indigne du traitement reçu à l'hôpital dont il me demande des comptes. Il réclame de pouvoir quitter l'hôpital. Il parle à voix haute, tantôt avec irritabilité et condescendance et tantôt en faisant des blagues. D'emblée, il se méfie de moi et de mes questions qui sont examinées une à une afin de leur trouver un sens caché. Il parle beaucoup en faisant des liens souvent difficiles à suivre. Il s'interrompt parfois, perplexe devant ma question, en demandant à sa femme de répondre à sa place, tout en la regardant pleurer avec un air attendri et même inquiet. Au fil de la conversation, il reconnaît qu'il ne dort pratiquement plus depuis au moins une semaine. Il se sent rempli d'énergie et travaille sans relâche à un projet qu'il veut présenter à ses patrons afin d'obtenir une promotion qui tarde à venir. Chaque nuit, il rédige des pages entières d'idées nouvelles qui donneront lieu, selon ses dires, à une révolution dans son domaine. Il a du mal à m'expliquer la nature de son projet et me mentionne de façon disparate l'astronomie, les mathématiques et le théâtre. Il me demande de le laisser rentrer chez lui de façon à ce qu'il puisse compléter son travail. Je lui réponds que cela m'est impossible car je suis inquiète de son état de santé. Je tente de trouver un argument auquel il pourrait souscrire, soit l'importance de stabiliser son sommeil, ce avec quoi il semble plutôt d'accord – du moins en apparence. Sa conjointe lui exprime ses propres inquiétudes et son souhait qu'il demeure avec nous à l'hôpital, ce qui a pour effet de le calmer temporairement.

Alors que je suis en train de rédiger ma note d'évaluation, sa conjointe, sensible à son refus de prendre le repas offert par l'hôpital, s'absente un moment pour aller chercher un repas chaud à la maison. Dès lors, le comportement du patient se désorganise encore davantage. Il s'assoie par terre, en position du lotus, au beau milieu de l'Annexe. Impossible pour son infirmier de le convaincre de se lever ou de prendre la médication en comprimé que je croyais pourtant avoir réussi à négocier quelques minutes auparavant. Nouvelles tentatives de négociations qui demeurent infructueuses. Devant le rejet brusque de sa médication en comprimé et une escalade marquée de son agitation susceptible de le mener à un geste dangereux pour lui-même ou pour les gens autour de lui, il est contraint de recevoir une médication par injection. Il s'agit toujours d'une situation potentiellement explosive qui requiert l'intervention prompte et professionnelle de plusieurs infirmiers et préposés afin d'éviter que personne – ni le patient ni le personnel – ne soit blessé. Utilisée en dernier recours dans les situations d'agitation grave, la médication donnée en injection contre le gré du patient pourrait sembler à certains une intervention barbare et inhumaine. Elle demeure, néanmoins, un outil indispensable pour protéger certains patients d'eux-mêmes.

Au retour de sa conjointe, le patient dort sous l'effet de la médication. Son épouse demande à me rencontrer. Je lui explique doucement ce qui s'est passé en son absence. Elle ne comprend pas ce qui arrive à son mari. Elle avait bien noté un changement dans son comportement, mais elle ne croyait pas que cela était si grave. Elle croyait qu'il redeviendrait spontanément lui-même après un certain temps. Ce sont les collègues de travail de son mari qui l'ont appelée aujourd'hui pour lui signifier l'importance de l'emmener à l'hôpital. Elle s'exprime sur son désarroi face au changement de celui qu'elle décrit comme ayant toujours été « le plus fort » dans le couple. Elle cherche à comprendre ce qui lui arrive. Elle est visiblement ébranlée par l'état de son mari et le déroulement rapide des évènements. D'emblée, je trouve important de valider son sentiment de désarroi et de choc ; la situation vécue est, en effet, bien difficile. J'explore avec elle quels sont les proches du couple qui pourront leur apporter du soutien dans cette épreuve. Et elle-même, sur qui pourra-t-elle compter ce soir et dans les prochains jours ? Je lui exprime ensuite qu'elle a très bien fait d'emmener son conjoint à l'urgence aujourd'hui et que nous pouvons l'aider. À sa demande, et avec le plus de ménagement possible, je lui fais part de mes impressions premières concernant ce qui apparaît être un épisode de manie chez son conjoint. Cependant, avant de pouvoir conclure à la présence d'une maladie affective bipolaire, il est important d'éliminer, entre autres, l'hypothèse de causes médicales. Une hospitalisation en psychiatrie s'avère indispensable.

* * *

Lors de mes gardes à l'urgence, il me faut agir de façon ciblée et ponctuelle auprès de patients que je ne reverrai plus, pour la plupart. Leur suivi sera assuré par d'autres psychiatres à l'interne et en clinique externe. Il m'arrive souvent de m'interroger sur l'évolution de ces patients. Ainsi, l'image de ce jeune couple sur la civière m'a frappée et émue. Les premiers symptômes de la maladie bipolaire peuvent être intenses et saisissants. La manifestation d'un problème de santé mentale entraîne une souffrance importante, non seulement pour la personne touchée, mais également pour son conjoint et ses proches. Or, ces derniers jouent un rôle déterminant dans le cheminement de nos patients. Ce jeune couple symbolise pour moi l'impact relationnel et familial d'un problème de santé mentale et la nécessité d'être à l'écoute du besoin de soutien des proches, qu'il soit ouvertement exprimé ou non.

O. B.

* * *

Un jeune comptable. De toute évidence, encore un homme de cœur. Un affectif. Un ambitieux. Plus important, un amoureux.

Le fait qu'il opère dans le quantitatif rend difficile de le cerner dans le qualitatif, dans la tendresse, dans l'amour au quotidien, dans le partage... Bruno P. veut réussir, peut-être au-delà de ses talents mais, à mon avis, il s'agit d'un idéaliste, un rêveur presque, pris au piège de son obsessif besoin de prouver qu'il est fort... et le meilleur. D'ailleurs, son épouse vous l'a dit : elle le croyait fort.

C'est toute la distance entre l'image et la réalité. Il m'est arrivé souvent de rencontrer des étudiants malades du besoin de réussir. Certains se sont suicidés après un échec. La plupart le faisaient pour sauver leur réputation.

D'autre part, je pense tout de suite au couple dans la Bible. D'ailleurs, l'humanité aurait commencé par un couple. Ce rapport mythologique est important à mon avis. J'aimerais bien savoir si l'amour de l'épouse de ce jeune homme a été pour lui le lieu possible d'un accueil ou d'une désapprobation en cas d'échec. Est-ce vraiment l'amour qui domine quand on aime, quand on est aimé ? Pour ma part, j'aimerais rencontrer en tout premier lieu l'amoureuse de Bruno P., pour percer la nature des ambitions démesurées de celui-ci.

Il s'agit peut-être d'un excès d'amour de soi, visant moins l'affirmation de soi qu'à se valoriser davantage pour obtenir plus d'appréciation des autres, de son milieu de travail. Dois-je le redire : l'amour de soi est la clef qui ouvre bien des portes sur la qualité de notre amour des autres. Rencontré une seule fois, Bruno P. mérite sûrement un suivi. En position de lotus, il saura peut-être mieux évaluer le sens de ses rêves de grandeur.

B. L.

Un commentaire...

Soit ! Votre dernière phrase m'inspire... En d'autres mots, la position du lotus, signe initial de la détérioration psychotique de ce jeune homme, ne pourrait-elle pas devenir le symbole de son potentiel de cheminement personnel ?

O. B.

6
Jeune mère en difficulté

Véronique C. a 21 ans et habite avec sa mère. Elle reçoit les prestations de l'aide sociale depuis l'âge de 18 ans. Elle n'a pas terminé sa première année de secondaire. Elle a subi une fausse couche à l'âge de 15 ans et a eu recours à une interruption volontaire de grossesse à 16 ans. Elle est maintenant mère d'un bébé de 8 mois, François, qui fut placé en famille d'accueil à partir de l'âge de 5 mois après l'intervention de la Direction de la protection de la jeunesse (DPJ). La relation amoureuse avec le père de son bébé s'est terminée le jour de son accouchement. Je suis appelée à rencontrer madame de façon ponctuelle dans le cadre d'une évaluation psychiatrique demandée par la DPJ en raison de la tristesse et de l'irritabilité rapportées par la patiente.

Dès le début de notre rencontre, madame mentionne un problème d'alcoolisme et de toxicomanie présents depuis l'âge de 13-14 ans. Avant d'apprendre qu'elle était enceinte, elle consommait plusieurs bières par jour ainsi que du cannabis (environ un gramme par jour) et des amphétamines (deux ou trois fois par semaine). À l'annonce de sa grossesse, elle réduisit significativement sa consommation de cannabis et cessa la prise d'alcool et d'amphétamines. En fait, elle était très heureuse d'être enceinte. Depuis son interruption de grossesse, elle désirait ardemment un enfant, et ce, même si son copain lui avait exprimé à maintes reprises son refus de s'engager dans un tel projet. Elle avait délaissé la pilule contraceptive sans l'en aviser. Elle raconte que la grossesse fut la période la plus heureuse de sa vie ; elle se sentait bien dans sa peau et importante aux yeux de ses proches, qui prenaient soin d'elle. Même son copain, malgré des sentiments ambivalents, semblait affectueux et attentionné.

La situation changea radicalement à partir du jour de l'accouchement alors que son copain refusa de l'accompagner à l'hôpital. Il lui annonça qu'il mettait fin à leur relation. Madame et son copain se fréquentaient depuis l'adolescence. Quatre semaines après l'accouchement, elle apprenait qu'il avait une nouvelle copine. C'est alors que l'attitude de la patiente se mit à changer. Ses sentiments affectueux envers François se transformèrent en désintérêt ; elle refusait dorénavant de le regarder, car il lui rappelait trop son copain. Elle se remit à consommer de la bière, du cannabis et des amphétamines. Elle pleurait souvent en pensant à son copain. Elle passait la plupart de ses journées couchée et délaissait les soins de François. La mère de la patiente devait intervenir et il y avait des querelles répétées entre les deux femmes. La patiente faisait souvent des crises de colère et criait contre sa mère et le bébé. Excédée, sa mère avait brandi la menace de faire un signalement à la DPJ, ce à quoi la patiente avait répondu impulsivement par la menace de noyer son bébé dans le bain. Depuis, elle avait amèrement regretté ces paroles irréfléchies qu'elle n'avait jamais eu l'intention de mettre à exécution.

La patiente se décrit comme une personne impulsive, facilement colérique et ne sachant pas vraiment qui elle est.

Elle ressent de longue date un vide intérieur intense. Son enfance et son adolescence sont marquées de séparations et de carence affective, car elle a été elle-même placée dans plusieurs familles d'accueil en raison des privations sévères subies auprès d'une mère négligente et toxicomane. Elle n'a pas connu son père. Elle reconnaît qu'avant l'arrivée de François dans sa vie, elle avait peu de motivations et peu de projets.

Depuis le placement de son fils en famille d'accueil et devant le risque de perdre définitivement sa garde, la patiente fait des efforts pour se reprendre en mains. Elle ne peut envisager d'être séparée à jamais de François. Ainsi, elle a amorcé un suivi individuel avec un intervenant de l'organisme Option, qui s'adresse aux personnes aux prises avec un problème de violence ou de gestion de la colère. Elle est d'avis que ce suivi lui est utile et elle constate une amélioration de son comportement auprès de son fils lors de ses visites parentales supervisées hebdomadaires. De plus, elle tente de rester abstinente des drogues et de l'alcool, mais elle reconnaît que cela demeure difficile. Elle prévoit faire la demande d'un suivi au Centre Dollard-Cormier, centre spécialisé dans le soutien aux personnes souffrant d'un problème de dépendance aux substances. Je la renforce très positivement dans son intention de poursuivre ces démarches pertinentes. Je l'encourage à saisir l'occasion de changement de vie qui se présente à elle sous la forme de cette adversité majeure dans son expérience de la maternité.

* * *

Le placement d'un enfant en famille d'accueil constitue une situation très douloureuse pour toute mère, quelles que soient ses difficultés. En écoutant l'histoire personnelle de cette patiente, je ne peux m'empêcher de penser que la vie l'a bien mal préparée à son rôle, tant souhaité, de mère. Je constate que cette jeune femme présente des vulnérabilités de personnalité importantes. Il lui faudra faire des efforts significatifs pour apprendre à se connaître davantage, à mieux gérer ses émotions et à développer ses habiletés parentales. Toutefois, il n'est pas impossible que la venue de son fils constitue un moteur de changement durable dans sa vie.

O. B.

* * *

Vingt et un ans, si dépendante. Et pour cause. Il est important de retracer les premières sources d'énergie de cette toute jeune maman improvisée. Elle est sensible, et particulièrement sur le plan maternel, car elle n'a pas vraiment connu une vraie mère. Il est toujours émouvant de rencontrer une « adolescente » qui pourrait devenir meilleure que ses actes. Malgré tout le poids de l'héritage, Véronique C. vit, veut vivre, veut aimer, veut s'incarner dans des gestes essentiels, comme ceux de prendre soin d'un enfant. Sa formation à la maternité est peut-être difficile, mais rien n'est perdu à l'écouter, à l'aimer. Qu'elle désire revoir cet enfant signifie qu'elle a progressé de l'amour captatif qui est naturel quand on a été privé, à l'amour qui donne, l'amour qui offre. Bien entendu, Véronique C. n'est pas capable de toujours donner, simplement parce qu'on ne lui a pas enseigné à le faire.

Il est bon de constater qu'elle désire être supervisée. Je crois que son désir d'être supervisée est relié à celui de pouvoir superviser son François. Un désir qui pour le moment me paraît très intéressé. Normal. Véronique C. a tout à apprendre. Elle doit apprendre, comme plusieurs de sa condition, que l'amour demande un temps d'apprentissage. Sera-t-elle assez patiente pour durer en attendant d'être en mesure de prendre soin de son fils ?

Véronique C. est-elle capable d'être heureuse dans le don de soi sans retour ? Elle qui a si peu reçu dans son enfance pourra-t-elle croire que l'on puisse aimer sans retour ? Si peu habituée à la transparence, peut-elle comprendre qu'elle doit d'abord apprécier ce qui lui arrive à travers les services gratuits de santé publique ? Comment réalisera-t-elle que les heures d'écoute qu'on lui offre sont aussi des heures de gratuité ? Thérapie oui, mais davantage : la thérapie est un cadeau offert à Véronique C.

J'ai appris que nul ne vit par soi-même et qu'on est tous et chacun des êtres d'appartenance, tous reliés déjà par des liens pas toujours conscients.

Ayant peu reçu de son passé, Véronique C. est peut-être victime de pauvreté. Elle veut tout avoir, être heureuse sur tous les plans. Elle est fondamentalement possessive. Je ne le lui reproche pas, étant donné qu'elle a peu reçu de son passé familial. Cependant, devant quelqu'un de possessif, je chercherais au nom de mes convictions religieuses à lui enseigner à partager dans la vie concrète, notamment à partager sa souffrance. Surtout si elle va dans des milieux de réhabilitation. Dostoïevski disait qu'il existe une force magique, pour ne pas dire terrible, dans l'humilité. Rien de plus émouvant parfois que l'humilité des souffrants en train de partager le fardeau qui les accable.

Aux adolescents malmenés par les abus et qui aspirent au bonheur pour eux-mêmes, il convient, je pense, d'en venir aux principes humanistes de notre tradition : tu apprends à recevoir en donnant, tu apprends à donner en ciblant les autres plus que toi-même.

Dans mes rêves, je vois Véronique C. devenir directrice d'une garderie...

B. L.

7
Un père en deuil de ses filles

Louis N. a 38 ans et est plombier de son métier. Il est divorcé et père de deux filles, âgées respectivement de 10 et 12 ans, dont la garde légale est assumée par leur mère. Il est actuellement sans emploi et son réseau social demeure très pauvre. La vie de monsieur bascule une première fois, il y a 10 ans, à cause d'un accident de travail qui le laisse dans l'impossibilité de poursuivre son métier. Dans l'année qui suit, il entre dans un long litige avec la Commission de la santé et de la sécurité au travail (CSST) et son épouse se sépare de lui, le privant ainsi de ce qui lui était le plus cher, c'est-à-dire le contact quotidien avec ses filles. Son état psychologique se détériore à bas bruit alors qu'il développe progressivement de la méfiance et le sentiment d'être surveillé et suivi.

Après bien des années de privations, il obtient enfin gain de cause dans son litige contre la CSST et reçoit une compensation financière substantielle, mais cette victoire le plonge dans un second dérapage de vie, encore plus important. Il devient un consommateur quotidien de cocaïne et de cannabis, ce qui déclenche chez lui un délire de persécution très élaboré au caractère grandiose, puisqu'il se sent pourchassé par la CIA, les services de renseignements d'Interpol et le FBI de Washington. Pendant plus de deux années, il mène la vie itinérante d'un individu traqué. Devant son comportement imprévisible et explosif, les droits de visite auprès de ses filles doivent lui être temporairement retirés, mais il enfreint volontairement l'interdiction légale de les voir, ce qui lui occasionne des problèmes judiciaires graves. Il est finalement hospitalisé dans nos services en psychiatrie pour une période de quatre mois, puis il est orienté en clinique externe où je lui offre un suivi depuis maintenant plus de deux ans.

Ce patient présente une problématique complexe sur les plans psychiatrique et psychosocial. D'abord, il souffre d'un trouble psychotique de type schizophrénique aggravé par une dépendance aux drogues. Il ne reconnaît ni l'une ni l'autre de ces difficultés. Bien qu'il ne se sente plus menacé ou pourchassé à l'heure actuelle, il demeure convaincu que tous les éléments de persécution dont il m'a si souvent parlé avec une intensité saisissante sont bel et bien survenus. Il se met facilement en colère et peut adopter une attitude arrogante, voire intimidante, reflet de ses traits de personnalité narcissique avec une frange antisociale. Un motif clair le pousse à maintenir, quoiqu'à contrecœur, son suivi avec moi et la prise de sa médication : l'espoir soutenu d'obtenir la garde partagée de ses filles, qu'il réclame depuis des années. Il considère que s'il démontre au juge une bonne collaboration avec la psychiatrie, celui-ci sera plus à même de lui accorder une garde partagée.

En fait, monsieur réclame la présence de ses filles en disant qu'il a besoin d'elles pour vivre. Il se décrit comme ayant toujours été un « très bon père », et ce, même lors des années où son comportement était très erratique et son discours incohérent. Il ne perçoit aucunement la souffrance que ses filles ont pu vivre en voyant leur père si différent de celui qu'elles avaient connu. Il s'emporte contre moi lorsque je tente de lui refléter le bouleversement qu'elles ont pu ressentir. Il ne lui apparaît pas inapproprié de leur parler, encore maintenant, de son histoire de persécution. Depuis que les visites parentales ont été réinstaurées sous la supervision étroite d'un membre de sa famille, il a fallu lui interdire de demander à ses filles de venir dormir avec lui, ce qu'il faisait afin de mieux profiter de leur présence. Il s'impatiente souvent, allant même jusqu'à crier très fort lorsque ses filles se chamaillent. Il s'inquiète peu de leurs besoins matériels et affectifs. Malgré son désir de les voir, il doit être stimulé à planifier la visite, étant souvent très passif en leur présence. En deux années de suivi en clinique externe, il m'est demeuré impossible de discuter de son rôle parental autrement que sous l'angle de son désir impératif d'obtenir la garde partagée.

* * *

L'histoire et la problématique de ce patient complexe dont je n'ai donné ici qu'un aperçu auraient pu faire l'objet de plusieurs vignettes ! J'ai choisi de présenter certains éléments plus spécifiques en lien avec la détérioration de son état de santé mentale et, tout particulièrement, son déchirement dans son rôle parental. Au-delà des enjeux déjà mentionnés, ce qui me frappe chez ce patient – et qui renforce mon empathie à son endroit – est l'intensité de son sentiment de solitude et de son besoin d'amour qui se révèle à travers ce que j'appellerais son avidité affective vis-à-vis de ses filles. Impossible de ne pas se questionner sur l'origine de ce besoin criant. Ainsi, impossible de ne pas vous souligner qu'il a grandi sous l'emprise d'un père sans scrupules, arnaqueur de métier, qui a contraint sa femme et ses quatre enfants à des déménagements incessants afin de se soustraire à ses créanciers et à la petite pègre. La mère de monsieur est décédée lorsqu'il était adolescent ; il dira qu'il ne s'est jamais consolé de cette perte.

Ainsi, plusieurs aspects de l'histoire personnelle de ce patient sont très révélateurs des racines possibles de son mal de vivre et de son sentiment de manque d'amour. D'un autre côté, ceci ne peut réduire l'importance des enjeux qui concernent son rôle parental adulte. À l'heure actuelle, il me semble clair que ce patient n'est pas en mesure d'offrir une saine garde partagée à ses filles. Le défi de son rôle parental demeure entier.

O. B.

* * *

Louis N. ne s'est jamais remis de son accident de travail. Ce plombier qualifié n'aimait pas que le travail ; il aimait aussi sa vie familiale, et finalement ses filles. Cela me paraît généreux au premier abord. Je le crois généreux autant que déçu de ne pas avoir réussi sa vie professionnelle. N'ayant jamais pu accepter son état d'ouvrier blessé, il se réfugie dans le domestique, la vie familiale. Ici encore un échec l'attend, mais il rebondit en se souciant de ses deux filles. Ce sentiment familial l'honore. J'aime ces gens blessés qui prennent au sérieux les autres, la famille, ses filles en l'occurrence, pour affirmer la normalité première d'un père de famille. Il y a en outre le souvenir premier encore de sa mère.

À mon humble point de vue, les blessures de Louis N. sont des blessures de parcours et moins des blessures d'origine.

J'admire cet homme qui désire vivre, revivre un quotidien normal même après le divorce. Il y a dans le quotidien d'un ouvrier le goût d'œuvrer pour les autres, le besoin de donner, voire de partager. Ces filles sont ses enfants et qui aime les enfants trouve dans l'Évangile une approbation explicite par nul autre que « le grand prophète » Jésus de Nazareth.

Quant au délire de persécution, je le vois plutôt comme un idéal démesuré de fraternité et je note que Louis N. ne cesse de revenir sur son accident de travail, le tournant en échec comme pour mieux s'attirer l'amour de ses filles.

J'estime qu'il faudra une dose héroïque de patience pour éclairer cet homme qui ne cesse, sans toujours s'en rendre compte, de cultiver la méfiance vis-à-vis des autres, oubliant que le refus des autres traduit aussi, du moins en partie, un refus de soi-même. C'est que nous sommes tous et toutes reliés les uns aux autres. Chaque refus d'aimer entraîne quelque part un vide à combler.

B. L.

Un commentaire...

Et voilà ! Il fallait bien que cela arrive ! Je ne partage pas votre opinion si positive sur la paternité de monsieur. L'amour parental peut, chez certains parents, avoir un côté malsain, voire toxique. À mon avis, ce père présente une avidité affective excessive envers ses filles. Bien sûr qu'il les aime ! Mais d'abord et avant tout pour lui-même, en tant qu'objet de compensation pour son besoin affectif criant. Vous me direz peut-être que tous les pères et mères aiment leurs enfants un peu aussi pour eux-mêmes et que cela est tout à fait normal, ce sur quoi je serais bien d'accord avec vous. Mais il me semble que la situation qui nous préoccupe est différente. Il s'agit d'un père qui peine à comprendre les besoins émotifs de ses filles et encore davantage à les prioriser. Il lui suffit qu'elles soient avec lui, peu importe l'impact de ses propres difficultés sur leur état d'esprit. Ses filles ne sont pas perçues comme des personnes à part entière mais comme un instrument qui vient apaiser sa souffrance intérieure. Elles sont d'une certaine façon « prises en otage » psychologiquement par leur père et ceci est compliqué et nuancé, bien sûr, par leur propre attachement pour lui. Me trouvez-vous trop sévère ? Pourrait-on rêver que la question du bien-être de ses filles devienne éventuellement une porte ouverte sur la blessure profonde à son estime de lui-même que vous avez si bien perçue ? Pour l'instant, le sujet délicat et hautement émotif de ses filles ne peut être abordé qu'en superficie.

O. B.

8
Psychose, drogues et délinquance

Les deux prochaines vignettes se veulent des portraits croqués sur le vif lors d'un soir de garde à l'urgence de mon hôpital.

François P. est un jeune homme d'à peine 18 ans sur lequel très peu d'informations sont accessibles. Il a été amené à notre urgence par les policiers à la suite d'un vol dans un magasin et de menaces de mort à l'endroit de sa mère. Sa famille n'est pas joignable au moment où je le rencontre. Il présente une attitude arrogante et une bonne humeur excessive et déplacée. Il a de la difficulté à tenir en place. Il saute du coq à l'âne. Sa capacité d'attention est altérée. D'emblée, il m'informe qu'il refusera de répondre à mes questions à moins que je ne réponde aux siennes, et je constate rapidement qu'il dévie les questions plus personnelles par des interrogations à mon endroit. Avec un peu d'humour et de patience, je finis par obtenir un certain nombre d'informations pertinentes. Il reconnaît qu'il prend beaucoup d'alcool et aussi toutes les drogues qu'il peut trouver, dira-t-il, et ce, parce que cela lui plaît. Il répond par un rire insolent lorsque je lui demande quels moyens de subsistance lui permettent d'acheter toutes ces substances coûteuses. Il vit souvent dans la rue parce qu'il ne doit rien à personne. Il se moque de sa famille et minimise les menaces de mort à l'endroit de sa mère, menaces dont il ne perçoit pas la gravité. Il accuse cette dernière de lui avoir jeté un sort et d'être responsable du démon qu'il porte en lui. Il dit cela avec un éclat de rire.

Il m'est, bien sûr, impossible de laisser ce patient quitter l'urgence, bien qu'il le demande. Il m'apparaît clairement intoxiqué à une substance que les bilans de laboratoire à venir pourront identifier. Ce soir, je fais l'hypothèse que le patient souffre d'une psychose toxique (en d'autres mots, d'un trouble psychotique causé par une substance). Si tel est le cas, il y a de fortes chances qu'il soit revenu à son état habituel dès demain. Ainsi, je le garde en observation jusqu'au lendemain alors qu'il sera réévalué par un autre collègue psychiatre. D'ici là, un bilan médical sera effectué afin de s'assurer qu'aucune autre cause médicale ne contribue à sa psychose. Enfin, bien que cela soit moins probable, je garde en tête la possibilité que ce patient puisse souffrir d'un premier épisode de manie dans le cadre d'une maladie bipolaire nouvellement déclarée. C'est son évolution qui permettra d'y voir plus clair.

Le lendemain, j'apprends que le patient a quitté l'hôpital au cours de l'après-midi. Ainsi, il a séjourné chez nous moins de 24 heures. Je suis curieuse d'en connaître davantage sur son évolution et les problématiques identifiées par le collègue qui l'a revu.

Quelques jours plus tard, j'ai enfin l'occasion de parler de lui avec ce collègue. Les informations obtenues me saisissent et m'attristent. Mon collègue a pu rencontrer les parents du patient et l'un de ses frères. Issu d'une famille modeste, il présentait depuis plusieurs années, malgré son jeune âge, un comportement très problématique avec fugues du milieu familial, consommation répétée de drogues et d'alcool, vols à l'étalage et fréquentation de jeunes de gangs de rue. Dans le passé, il avait déjà menacé verbalement sa mère à plusieurs reprises, allant même jusqu'à la menacer physiquement avec une arme blanche lors d'une querelle. Lors de la rencontre avec mon collègue, il n'était plus intoxiqué à la cocaïne. Les symptômes de psychose avaient entièrement disparu. Par contre, il conservait son arrogance et son mépris des inquiétudes de sa famille. Ses propos et gestes agressifs envers sa mère ne lui occasionnaient aucun regret ou remords. Il s'en sentait légitimé par les reproches qu'elle lui faisait. Il reconnaissait ses vols à l'étalage répétés et sa fréquentation des gangs de rue, ce dont il s'enorgueillissait. Son comportement et son attitude suggéraient un trouble de personnalité antisociale déjà constitué malgré son jeune âge. Le retour rapide à son état habituel excluait une maladie bipolaire. Enfin, le patient fut jugé pleinement responsable de ses actes. Il refusa de consulter le Centre Dollard-Cormier, ressource spécialisée dans le traitement des patients aux prises avec un problème de dépendance à l'alcool et aux drogues. Il reçut son congé de l'hôpital après que le psychiatre eut longuement discuté avec sa famille. Celle-ci fut encouragée à faire une plainte formelle à la police advenant une récidive des propos agressifs envers autrui. Bien que tout à fait approprié dans cette circonstance, il s'agit toujours d'un conseil douloureux et déchirant à donner à une famille.

* * *

La psychiatrie, et j'irais même jusqu'à dire la société en général, se trouve plutôt dépourvue devant les personnes qui présentent un trouble de personnalité antisociale. Les racines de ce trouble sont complexes et l'expression même de cette personnalité est liée à une absence de reconnaissance de ses difficultés personnelles et à une absence d'empathie envers les autres. D'où les échecs fréquents des tentatives d'ouvrir des pistes d'aide et l'aboutissement éventuel dans le système judiciaire. Je ne peux m'empêcher de m'interroger sur l'avenir de ce jeune homme et de sa famille.

O. B.

* * *

Si jeune. Déjà si antifamilial. Déjà à l'urgence. On serait tenté ici de faire le procès de la société, mais il est plutôt proposé d'aider ce garçon. Ce qui me frappe dans cette histoire, c'est la générosité de la part de l'institution, que nous ne sommes pas habitués à prendre en considération. Il arrive que l'on critique l'hôpital plutôt que de considérer l'aspect positif des soins. « Il est impossible de laisser ce patient quitter notre urgence. »

J'admire le fait que tout de suite, vous vous disiez disposée à recevoir ce garçon, à le retenir pour des soins plus appropriés, voire à trouver la racine du mal comme pour désirer le guérir un jour. Il y a davantage. Pour en arriver à un discours positif, vous pratiquez la patience et, dites-vous, l'humour « qui chasse le diable ».

Je note enfin que vous vous attendrissez et souffrez d'avoir à donner à la famille du patient des avis qui pourraient la heurter. Tant de délicatesse devant tant de difficultés est tout à l'honneur du métier. L'éventualité d'interventions policières et juridiques est loin de vous rassurer. Vous voulez encore aider.

Si votre client manque d'empathie, vous répliquez par un surplus d'attention, non seulement pour François P. mais aussi pour sa mère, pour sa famille, voire pour la société qui de peine et de misère devra intégrer un « inadapté » qui n'en finit pas de réclamer de l'aide tout en refusant qu'on l'aide. Misère humaine !

Ce jeune homme me paraît tellement blessé dans sa personnalité qu'il convient de le traiter moins comme un patient à guérir que comme un blessé à soigner, sans connaître encore le résultat de l'intervention. En ce sens également, je suis impressionné par la générosité des soins proposés. C'est pour moi de la charité à l'état pur.

Cela dit, François P. peut parfois répondre à des questions. Peut-être pourrait-on miser sur une part intacte de lui-même qui permette d'espérer, sinon une guérison, à tout le moins une « béquille » lui permettant de supporter sa misère irréversible. Martin Luther King ne disait-il pas que « nous sommes meilleurs que nos actes » ?

B. L.

9
Une brève rencontre

Au cours de la même soirée de garde, je suis appelée en consultation pour un patient qui présente une problématique bien différente de celle du jeune homme décrit à la vignette précédente. Ulric T. est un homme de 43 ans envoyé à notre urgence par l'Institut Philippe-Pinel de Montréal où il séjourne depuis de nombreux mois, à la suite d'un délit dont j'ignore la nature et duquel il a été jugé non criminellement responsable pour cause d'un problème de santé mentale.

De longue date, le patient souffre d'une schizophrénie paranoïde qui répond très mal au traitement, et ce, malgré l'essai de nombreux médicaments. Sa médication entraîne de façon récurrente des effets secondaires neurologiques très graves, ce qui complique son traitement et son évolution. Son état fragile s'est brusquement détérioré, récemment, au point de le rendre très désorganisé, avec un comportement imprévisible et une disparition de son discours. Il est envoyé de Pinel à notre urgence de crainte qu'il n'ait développé, de nouveau, un problème neurologique grave. À l'urgence, il est rencontré par notre service de neurologie qui lui fait passer une série d'examens approfondis, mais les résultats sont tous négatifs. Le service de neurologie conclut donc que son état relève de sa maladie psychiatrique.

D'emblée, l'image de souffrance que renvoie ce patient me saisit. Il est allongé sur une civière dans un des corridors bondés de notre urgence générale. Il y a beaucoup de bruit et peu d'intimité. Il est maintenu par des contentions à sa civière, au pied de laquelle sont assis deux agents de sécurité de l'Institut Pinel. Il est dans un état quasi catatonique, mais il ouvre les yeux lorsque je prononce son nom et il répond par un signe de tête à certaines de mes questions (« Avez-vous soif ? » Hochement affirmatif. « Avez-vous mal ? » Hochement négatif. « Avez-vous peur ? » Réponse incertaine). Après m'être assurée que toute sa médication avait été bien prescrite et avoir discuté avec l'urgentologue qui continuait de surveiller les résultats de ses prises de sang, je me sentais très limitée dans ce que je pouvais faire. Je ne pouvais m'empêcher de penser que le patient serait probablement bien mieux dans son lit de l'Institut Pinel auprès de son équipe traitante qu'il rejoindrait le lendemain. En même temps, quel défi pour celle-ci !

* * *

J'ai voulu partager avec vous un des visages poignants que prend parfois la souffrance humaine rencontrée dans le cadre de mon travail.

O. B.

* * *

Je suis peut-être trop influencé par l'opinion publique selon laquelle, dans les grands hôpitaux, l'« urgence » est synonyme d'attente interminable. Des heures parfois. Urgence, misère de notre époque. Et avant même qu'on ait pu considérer le dossier du patient, l'engorgement impose son rythme à la pensée et à l'action thérapeutique. La délibération sera nécessairement plus courte et moins sereine. L'intuition prendra le pas sur la réflexion. Dans ce contexte, devant la souffrance de Ulric T., un certain fatalisme s'impose facilement... Mon propre regard sur son cas souffrira lui aussi du peu d'information dont je dispose.

Je considère cet homme comme un grand malade, avec tout ce que cela appelle d'attention immédiate. Une approche humaniste s'impose. Cet homme est victime de sa propre maladie, il n'a pas choisi d'être ainsi. Il mérite de l'attention jusque dans son désespoir. Le comprendre devient plus urgent que de le soigner. S'il y a une espérance spirituelle à soigner ce genre de patient, elle est à découvrir dans le fait même de le soigner, sans d'autre but que de l'accompagner jusque dans sa difficile existence, de lui offrir comme une amitié qui puisse à sa manière remédier à son inévitable solitude.

Ainsi, je trouve émouvant qu'à l'urgence, vous ayez réellement à cœur et preniez le temps d'écouter, de poser des questions aussi ordinaires que celles de la faim, de la soif de votre patient. Vous souffrez de le voir souffrir. Voilà qui est beau. C'est plus que soigner, en un sens c'est aussi aimer. Et là où il y a amour, il y a un bien souhaitable.

Il faut aussi une grande humilité pour prendre au sérieux Ulric T, et de même pour considérer qu'un autre, le neurologue, pourrait aussi aider.

Votre souhait de voir ce patient retourner à son lit ne vient pas tant d'un sentiment de résignation face à l'impossible que de l'amour qui prend patience et veut aider. Je pense aux sentiments de pitié qu'éprouve Jésus face aux derniers de ce monde. Cette « pitié », je l'ai sentie en vous lisant, et je vous en remercie au nom de Ulric T.

B. L.

10

Pertes et espoirs d'une orpheline

Meliane G. est une femme d'origine togolaise de 34 ans, mère d'une fille de 8 ans. Il y a quatre ans, elle a quitté le Togo avec son mari et leur fille afin de venir s'installer à Montréal. Le couple est croyant et de religion protestante. Peu de temps après son arrivée à Montréal, son mari doit la conduire à l'hôpital étant donné une désorganisation sévère de son comportement : elle crie, est agressive, ne s'alimente pratiquement plus et dort très peu. De plus, elle est très angoissée et manifeste une peur marquée de se faire assassiner. Lors de son hospitalisation en psychiatrie, on constate qu'elle souffre d'un trouble psychotique de type trouble schizoaffectif[1]. Après deux mois d'hospitalisation, elle reçoit son congé de l'hôpital et est orientée en clinique externe de psychiatrie, sous mes soins et ceux de la travailleuse sociale qui fait équipe avec moi.

La patiente nous apprend qu'elle a développé une dépression sévère après la naissance de sa fille, dépression dont elle ne s'est jamais complètement remise. En effet, il lui a été impossible de retourner travailler comme secrétaire et, jusqu'à son arrivée à Montréal, il semble entendu qu'elle n'assume pas les soins maternels auprès de sa fille,

[1] Il s'agit d'un trouble psychotique qui présente à la fois des caractéristiques d'une maladie affective (un épisode dépressif ou un épisode maniaque) et des caractéristiques de la schizophrénie.

celle-ci vivant à plein temps chez la grand-mère paternelle. La décision de son mari d'émigrer à Montréal l'a amenée à quitter sa mère et une fratrie nombreuse qui palliait discrètement ses difficultés d'autonomisation.

Dès le début du suivi en clinique externe, madame nous apparaît, à la travailleuse sociale et à moi-même, une jeune femme profondément attachante. Nous sommes touchées par son déracinement familial et social, qui met radicalement en lumière des difficultés d'autonomie d'autant plus préoccupantes qu'elle doit désormais assumer plus pleinement son rôle maternel auprès de sa fille. Nous constatons rapidement sa difficulté à se mobiliser dans le quotidien et sa tendance à se référer en tout à son mari, qu'elle aime sincèrement et « pour la vie ». Elle est peu motivée à entreprendre des activités qui pourraient l'aider à acquérir, par étapes, des habiletés favorisant l'autonomie.

Sa vie prend une tournure radicalement différente lorsque son mari lui annonce sa décision de ne pas poursuivre leur vie commune. Devant l'absence d'un réseau social pouvant accueillir la patiente, la recherche d'un hébergement en famille d'accueil devient impérative. C'est un choc ! Comment pourrait-elle vivre avec des étrangers, hommes autant que femmes, et de surcroît non togolais, alors qu'elle vient de laisser son pays il y a moins d'un an ? Malgré sa douleur et son désarroi de perdre son mari – et son incrédulité quant à une séparation véritable –, la patiente se résigne avec courage à sa nouvelle vie en famille d'accueil. Au fil des mois, nous constatons qu'elle s'y intègre bien ; le contact avec les autres bénéficiaires lui permet d'améliorer son français et de développer ses habiletés de socialisation et d'affirmation de soi. Peu à peu, elle reprend confiance en elle-même. Elle participe progressivement à certaines tâches dans la famille d'accueil, telle la préparation de certains repas simples. Lorsque bien informée sur le trajet à suivre, elle utilise volontiers les transports en commun pour aller à ses rendez-vous et à l'église, où elle trouve une communauté accueillante. Elle répond positivement au soutien donné par son équipe traitante. Elle nous parle plus facilement de ses émotions, de son enfance solitaire repliée sur sa relation avec sa mère, de son désir d'une vie meilleure, de son chagrin face à la séparation et de son espoir de retourner vivre, un jour, avec son mari. Elle parle moins spontanément de sa fille dont elle saisit peu les besoins affectifs et, bien que non absent, l'investissement de son rôle maternel demeure encore un défi.

Voilà maintenant trois ans que la patiente vit en famille d'accueil et il lui faut faire un choix difficile : obéir à son désir de quitter la famille d'accueil pour aller vivre seule en appartement ou bien prolonger, d'une autre année, son séjour dans ce milieu afin de s'inscrire à une formation exigeante – mais néanmoins souhaitée et réalisable – qui pourrait lui donner accès, si tout se passe bien, à un emploi intéressant. Chacune de ces options implique un défi important et comporte des avantages et des inconvénients. Bien sûr, elle pourrait décider de tenter de poursuivre ces deux objectifs ambitieux à la fois, mais le stress encouru serait susceptible de nuire à ses capacités d'ajustement et à sa santé mentale, ce dont elle est consciente. Elle hésite entre un choix « du cœur », son départ en appartement, avec l'espoir secret que son mari en vienne à lui proposer de reprendre leur vie commune, et un choix « de la raison », celui de sa formation professionnelle, qui offrirait une assise solide pour le développement, par étapes, de son autonomie.

Sa travailleuse sociale et moi-même l'encourageons beaucoup à privilégier l'occasion de la formation, d'autant plus qu'elle pourrait bénéficier d'un programme spécialisé de soutien aux études offert spécifiquement aux personnes en famille d'accueil. L'intégration à une activité professionnelle valorisante constituerait, à notre avis, un atout majeur pour son mieux-être, y compris pour la réussite de son objectif ultime, celui d'une vie de couple « normale ».

* * *

Cette vignette décrit le cheminement courageux et l'évolution favorable d'une jeune femme immigrante souffrant d'une maladie psychotique grave mais bien stabilisée sous traitement. Elle illustre aussi, à grands traits, certains enjeux de réadaptation tels qu'ils se posent aux patients, aux équipes traitantes et aux familles d'accueil. Plus personnellement, l'écriture de cette vignette me renvoie à un des défis les plus importants du travail de partenariat patient-médecin, celui de la « négociation » dans le contexte des décisions de vie récurrentes qui jalonnent la relation thérapeutique orientée vers le rétablissement du patient.

O. B.

* * *

Voici donc une orpheline. À jamais orpheline, et d'un pays où la famille demeure la référence première. Sa fille apparaît comme un souvenir de sa famille qui s'éteint. Il est touchant pour nous de rencontrer ces personnes d'origine africaine pour qui la vie est soudée à la terre, aux racines. Tout évènement d'ordre familial, comme une naissance ou le départ d'un conjoint, dérange cette femme de fidélité aveugle au clan. Je partage votre perception positive de son évolution. Il me semble qu'une fois de plus, l'amour, la charité, l'aide concrète et le soutien d'un groupe d'appartenance pourront permettre à cette dame de continuer sa vie.

Il demeure à mon avis des pertes irrémédiables qu'il est difficile de contourner. Meliane G. ne pourra jamais faire table rase de son passé lointain. Elle profitera toujours de secours partiels, immédiats, d'un soutien de « style familial », mais je ne crois pas qu'elle puisse cesser d'être orpheline d'un passé qui ne reviendra jamais. Besoin du père ? Absence de la mère ? Tout est plausible. Absence, en tout cas, d'une patrie lointaine.

Peut-on empêcher une orpheline de dépendre de ses parents ? Comment remédier à leur absence sinon, comme vous le faites, en encourageant la patiente à s'instruire, à se mettre de nouvelles idées dans l'esprit. Les idées sont souvent plus durables que les seules rencontres sociales. Cette idée d'une éventuelle formation professionnelle me paraît excellente.

Enfin, votre charité à son égard me paraît authentique pour ne pas dire exemplaire.

B. L.

Un commentaire...

J'aime votre regard sur cette patiente, une orpheline effectivement. Elle a tant perdu ! Vous avez bien perçu ses traits de dépendance dont vous me rappelez doucement, je crois, qu'ils ne pourront jamais être résolus tout à fait. Dans ce cas, souhaitons qu'elle trouve sur sa route des gens sincères, authentiques et patients qui pourront la soutenir dans ses efforts de concilier ses besoins de dépendance et ses démarches d'autonomisation.

O. B.

11
Une fuite fébrile dans l'action

Laure S. est une femme de 32 ans dont le conjoint de fait est d'environ une dizaine d'années plus âgé qu'elle. Ils ont une fillette de cinq ans. Madame est artiste peintre et propriétaire d'une galerie d'art. Depuis ses débuts il y a 10 ans, la relation avec son conjoint est parsemée de périodes difficiles et teintée d'une rivalité persistante ; en effet, malgré ses succès comme enseignant dans le domaine des arts, monsieur garde le regret et l'amertume de ses aspirations d'artiste sculpteur non réalisées.

Madame peut être décrite comme une personne énergique et passionnée, très expressive voire un peu théâtrale. Elle nourrit des attentes élevées vis-à-vis d'elle-même, ce qu'elle a eu longtemps de la difficulté à reconnaître. Son fonctionnement au long cours présente un caractère hyperthymique, c'est-à-dire qu'elle se démarque par sa capacité de mener à bien un grand nombre d'activités à la fois, ne ménageant ni ses efforts ni ses heures de travail, et se souciant assez peu d'un manque chronique de repos. Plusieurs années de psychothérapie l'ont aidée à surmonter les blessures de l'enfance, qu'elle attribue à une mère critique et contrôlante et à un père « grand travailleur » mais somme toute absent du milieu familial.

J'ai d'abord rencontré cette patiente dans le cadre de la naissance de sa fille alors qu'elle présentait un tableau dépressif postpartum qui fut difficile à traiter en raison d'une anxiété significative qui prit plusieurs mois avant de s'estomper complètement. En ravivant certaines de ses blessures antérieures, cette maternité pourtant désirée venait exacerber son manque de confiance en elle et ses craintes de ne pas être à la hauteur. D'une rencontre à l'autre, la patiente réclamait de moi d'être rassurée quant à sa capacité de sortir de sa dépression, mais j'avais souvent l'impression que ni ma sollicitude ni mon soutien persévérant ne parvenaient à apaiser ce besoin intense qui m'apparaissait lié à des vulnérabilités plus profondes. Enfin, progressivement, avec le travail courageux de la patiente sur elle-même et avec l'usage de la médication, ses symptômes dépressifs et anxieux disparurent et la patiente retrouva un fonctionnement satisfaisant. Lorsque nous décidâmes, d'un commun accord, de mettre fin au suivi en psychiatrie, madame se sentait à l'aise dans ses différents rôles, y compris son rôle maternel qui lui tenait très à cœur. Nous convenions qu'elle ressortait de cette période difficile avec une meilleure connaissance d'elle-même, de ses forces et de ses vulnérabilités. Le diagnostic principal retenu était celui d'un premier épisode dépressif majeur, greffé sur des traits de personnalité de type histrionique. Une vigilance quant à l'apparition éventuelle de symptômes hypomaniaques (ex. : augmentation de son énergie, diminution du besoin de sommeil, pensée accélérée) pouvant suggérer une évolution vers une maladie bipolaire fut aussi discutée avec la patiente. En nous serrant la main lors de notre dernier rendez-vous, j'avais l'impression qu'elle était satisfaite du soutien reçu.

Trois années plus tard, le suivi fut réamorcé à la suite d'une nouvelle hospitalisation en psychiatrie ; la patiente se remettait d'un deuxième épisode dépressif majeur accompagné de beaucoup d'anxiété et déclenché par plusieurs stresseurs professionnels. Dès notre première rencontre, elle exprima des reproches à mon endroit quant aux recommandations pharmacologiques que j'avais formulées lors de son premier suivi et quant à mes soupçons d'une maladie bipolaire sous-jacente. Néanmoins, elle accepta la poursuite du suivi avec moi. En parallèle, elle entreprit une psychothérapie avec une psychologue en privé grâce à laquelle il lui semblait qu'elle faisait des progrès substantiels dans sa confiance en elle-même et son estime de soi. Peu à peu, elle établit un clivage ou une division dans le matériel personnel présenté aux deux ressources. Les rencontres avec moi devenaient non plus le lieu pour discuter de son évolution et de son vécu quotidien mais le réceptacle de son irritabilité grandissante ; elle revendiquait haut et fort le droit de me raconter le moindre détail de ses insatisfactions face à l'ensemble des services reçus. Au fil de nos rencontres, son ton irritable augmentait et mes interventions, si petites soient-elles, étaient mal perçues. Je tentais de maintenir l'écoute active dont elle exprimait le besoin et pour laquelle elle me remerciait à chaque rencontre.

Il m'a fallu un certain temps pour me rendre compte de ce qui se passait. À un rendez-vous fixé avec la patiente et son conjoint, elle m'indiquait qu'elle était en pleine forme et entreprenait un ensemble de projets nouveaux et stimulants. Son niveau d'énergie et sa concentration étaient à leur sommet, son moral excellent. Son conjoint, quant à lui, rapportait un changement d'humeur avec une attitude plus irritable et intransigeante, mais la patiente l'accusait d'être jaloux de ses succès. La patiente s'exprimait avec une émotivité et une désobligeance accrues et je fus soudainement frappée par une évidence : son comportement au quotidien, celui qu'elle avait présenté lors de nos derniers rendez-vous et celui rapporté par son conjoint, s'expliquaient en fait par le virage de ses symptômes dépressifs en symptômes hypomaniaques, renforçant ainsi mon impression qu'elle souffrait d'une maladie bipolaire de type II.

La patiente reçut très mal l'idée qu'elle puisse présenter des symptômes hypomaniaques. Elle ne souscrivait pas à ma lecture de ses symptômes et encore moins à mon sentiment qu'il fallait réajuster rapidement sa médication. Elle réagissait mal à mon insistance de fixer des rendez-vous plus rapprochés. Elle m'accusait de vouloir la contrôler... Son attitude envers moi devenait de plus en plus arrogante et désinhibée. Malgré un ensemble d'interventions auprès de son entourage et de sa psychologue, je ne pus renforcer son sentiment de confiance envers moi. Elle finit par demander un changement de psychiatre. Ce qui fut fait. Un collègue compétent pour lequel j'ai beaucoup d'estime accepta de prendre rapidement la relève. Malgré ma déception, je sentais que je laissais la patiente entre de très bonnes mains.

* * *

La rupture d'un lien thérapeutique entre un médecin et son patient à la demande de ce dernier n'est jamais un fait banal, du moins pour moi. L'essence même du travail de psychiatre est d'établir un lien qui pourra soutenir le patient dans une démarche non seulement de rétablissement mais aussi d'épanouissement personnel ou de développement de certains aspects de soi. En psychiatrie, il arrive souvent que la relation thérapeutique soit soumise à des défis, mais la plupart du temps, médecin et patient sont capables de les surmonter ensemble et de maintenir un dialogue. Or, il arrive parfois, dans certains contextes spécifiques, que le dialogue rompu ne puisse être rétabli, comme ce fut malheureusement le cas avec cette patiente. Cette expérience m'a, bien sûr, amenée à réfléchir sur ce que j'aurais pu faire différemment pour éviter la rupture de la relation thérapeutique. Quelles que soient les réponses que je me donne, force m'est de constater que j'ai fait mon humble possible. De plus, il faut parfois savoir « passer le flambeau » à un collègue si cela ouvre sur la possibilité d'un nouveau dialogue pour le patient.

O. B.

* * *

Un couple, oui, dominé par son ambition. Son idéal est de réussir. Elle a pris de l'avance. Lui, aussi ambitieux, ne pourra que la suivre au jour le jour. Elle s'est déjà à plusieurs égards identifiée comme artiste. Une artiste concrète. Une galerie d'art pour le prouver. Même si la mère fut contrôlante et le père trop absent, Laure S. n'en demeure pas moins assez responsable de sa vie.

Il sera difficile de venir à bout d'une personne qui est intelligente, active, artiste, mais qui souffre d'une rivalité quasi instinctive : rivale d'elle-même, rivale de son époux, rivale de ses thérapeutes. Elle mérite qu'on l'aide, mais elle doit apprendre, par elle-même et par la thérapie, qu'elle est marquée à bien des égards par un désir de succès qui la rend constamment impatiente, colérique. Son côté enfant.

Il y a, bien sûr, dans toute volonté de pouvoir, surtout chez une artiste, un désir violent de réussir, de se rassurer davantage à partir de ses succès qu'à partir de toute l'aide qu'on pourrait lui apporter. Le conjoint est là, mais je ne crois pas qu'il puisse se libérer de la rivalité de sa partenaire qui n'en finit pas d'être elle-même. La thérapie peut améliorer la nature, mais de là à la réformer complètement ?

Ce que j'admire en tout cela est la générosité de la thérapeute prête à se retirer pour que madame puisse une fois de plus rivaliser avec son successeur. Il faut dire que la rivalité peut être un stimulant positif pour la conduite humaine, à condition qu'elle découle d'une acceptation de la réalité. Le couple est voué à vivre une perpétuelle confrontation qui ne serait pas si mauvaise, si elle ne tournait pas instinctivement à la rébellion. Peut-on vraiment soigner des enfants qui ont oublié que la rivalité est un moyen de grandir et non un état de vie ?

C'est quand même émouvant de voir à quel point la thérapeute est soucieuse d'aider des personnes qui, tout en en éprouvant le besoin, ne sont pas capables de recevoir. Ni de recevoir, ni de donner.

B. L.

12

Alcool, drogues et désir de s'en sortir

Sébastien L. est un jeune homme de 21 ans qui vit depuis peu à Montréal. Il est originaire du Saguenay où il vient de passer 18 mois en centre de thérapie pour un problème de dépendance à l'alcool et aux drogues diverses. À sa sortie du centre, il quitte le Saguenay sur un coup de tête avec l'espoir de trouver un avenir plus prometteur à Montréal, où il ne connaît pourtant personne. Débrouillard, il se trouve une place en appartement supervisé dans une ressource de réinsertion sociale pour jeunes toxicomanes. Il étudie à l'école pour adultes et est sur le point de finir sa cinquième année de secondaire. Il nourrit le projet de commencer un DEP en comptabilité au Collège de Maisonneuve à l'automne prochain.

Le patient m'est référé en clinique externe après une visite à l'urgence psychiatrique où il s'est présenté à cause d'une réapparition de ses idées suicidaires. Il est rencontré par un collègue accueillant à qui il raconte sa difficulté à s'ajuster à sa vie actuelle, la précarité de sa relation avec sa nouvelle copine, elle aussi ancienne toxicomane, et ses problèmes d'attention et de concentration à l'école. Le collègue, frappé par la résilience du jeune homme, lui fait plusieurs suggestions pour l'aider sur le plan psychosocial et l'oriente en clinique externe pour une évaluation plus approfondie de l'hypothèse d'un trouble déficitaire de l'attention avec hyperactivité. Le patient quitte l'urgence en souriant et remercie du service et de l'attention reçue.

Il se présente en clinique externe avec une attitude bien différente de celle qu'il avait à l'urgence ; il est morose et irritable et montre une attitude fermée. Il se questionne sur la pertinence d'un rendez-vous en psychiatrie. J'apprends que sa copine l'a quitté et qu'il a décidé, de façon impulsive, il y a une semaine, de laisser sa ressource d'hébergement et d'aller vivre seul en appartement. Depuis ce temps, il s'est remis à consommer de l'alcool en quantité nettement excessive.

Malgré son jeune âge, le patient présente une longue histoire personnelle adverse où s'entremêlent une consommation excessive d'alcool et de drogues depuis l'âge de 13 ans et des contacts judiciaires répétés, y compris des séjours en prison pour des vols et des activités de trafic de drogue. Des troubles de comportement graves pendant l'enfance (fugues à répétition, bagarres) ont mené à son placement en centre jeunesse, ses parents se sentant dépassés. Depuis deux ans, ces derniers ont coupé tout contact avec lui à la demande impérative de sa mère. Ses parents et son jeune frère continuent de vivre ensemble au Saguenay. Les seuls éléments positifs de son réseau social semblent avoir été certains intervenants de ses ressources thérapeutiques, tout particulièrement ceux de son centre récent de désintoxication au Saguenay.

Du fait de la reprise de sa consommation d'alcool, le patient craint, à juste titre, de replonger dans la spirale « alcool, drogues, comportement illicite » qui lui a été si souvent dommageable. Il est désireux de prendre les mesures immédiates requises pour éviter une aggravation des problèmes. Ainsi, il a déjà obtenu un rendez-vous téléphonique avec la directrice de son centre de thérapie du Saguenay, prévu le jour même, afin d'organiser son retour prioritaire au centre. Il ne doute pas de pouvoir réintégrer le centre à très court terme. Il n'est pas intéressé par un séjour dans un centre de désintoxication à Montréal. Il souhaite retourner dans sa région, car il considère que le contexte de Montréal, contrairement à ce qu'il avait imaginé, n'est pas propice à une réintégration sociale satisfaisante car la ville lui offre trop d'occasions de consommation. Nous constatons ensemble que la récidive de son problème d'alcool est survenue lorsqu'il a quitté de façon impulsive le milieu encadrant et soutenant de sa ressource d'hébergement. Le patient le constate, navré, en s'inquiétant de ne pouvoir jamais vivre de façon autonome. Je tente de mettre l'accent sur l'importance de procéder par étapes dans son processus de réinsertion sociale. Il lui faudra apprendre à mieux maîtriser sa tendance à agir de façon impulsive, tout particulièrement lorsqu'il est confronté à des situations frustrantes ou douloureuses, telle la séparation récente d'avec sa copine. Par ailleurs, je renforce très positivement le fait qu'il reconnaisse pleinement sa rechute d'alcool et la nécessité d'y faire face de façon urgente, de même que la démarche entreprise afin de retourner au centre de thérapie. Je renforce également ses capacités de débrouillardise, sa résilience devant une histoire personnelle très difficile et la pertinence de ses projets d'études. Nous convenons ensemble que le suivi en psychiatrie ne constitue pas une priorité pour l'instant.

* * *

Je ne peux m'empêcher de penser que ce jeune homme n'est pas au bout de ses peines ! Après avoir été bien peu « équipé » par la vie, il entame un parcours de réinsertion sociale qui risque d'être long et parsemé de défis. Sa belle capacité de chercher de l'aide et de susciter de l'empathie constitue une de ses forces. Par contre, son impulsivité et ses vulnérabilités de la personnalité (de type antisociale) sont susceptibles de ralentir son processus d'autonomisation. Je souhaite qu'il puisse poursuivre sa prise en mains de lui-même, soutenu par des intervenants avec lesquels il pourra développer son sentiment de confiance envers lui-même et envers autrui.

O. B.

* * *

À peine sorti de l'adolescence, Sébastien L. ne cesse d'y revenir. Ce qui le rend attachant. Car sa vie est déjà faite de recommencements et son jeune âge nous invite tout naturellement à ne pas capituler devant sa souffrance. Une souffrance intermittente au moment où il fréquente une école d'adultes et est sur le point de terminer son secondaire. L'alternance entre le bien et le mal, entre une existence régulière et le vagabondage, fera désormais partie de sa vie.

Cet adolescent sera toujours un adolescent. À mon avis, il conviendrait de l'accepter comme tel, de ne pas capituler, mais de ne pas espérer une guérison à long terme. Comme un blessé de guerre, on ne réussira jamais à le faire marcher au pas du régiment. J'admire une fois de plus tous les efforts faits et toutes les pistes de guérison avancées par les thérapeutes.

Bien sûr, un séjour prolongé au Saguenay et des retrouvailles partielles avec sa mère pourraient alléger le fardeau de l'un et de l'autre. Mais qui dit remède ne dit pas nécessairement guérison. Je crois que les services de santé offerts présentement à ce jeune homme sont généreux et c'est tout à l'honneur des personnes qui l'entourent provisoirement.

La « charité » psychiatrique ne peut pas ici espérer plus que la recherche d'un équilibre, fruit d'un dosage entre la rencontre thérapeutique et les remèdes, qui permette à Sébastien L. de retrouver un espace où il pourra vivre de bons moments malgré tout.

B. L.

13
Révolte et sentiment d'abandon

Claude H., un jeune homme de 26 ans, est originaire de la Gaspésie. Il travaille dans une manufacture, un emploi assez peu motivant compte tenu de ses capacités. Il vit avec sa copine depuis quatre ans, mais il ressent de longue date une certaine lassitude dans son couple avec des insatisfactions vagues. De façon générale, sa vie lui convient très peu, mais il se montre pessimiste sur sa capacité de changer réellement les choses.

Ce qui me frappe à notre première rencontre, et que je lui reflète, c'est la grande discordance entre la situation d'impuissance dans laquelle il se trouve et ses capacités et son potentiel. Il a de belles valeurs, un intérêt pour ce qui se passe dans le monde, une conscience sociale et écologique aiguisée, une hypersensibilité devant les injustices. Mais sa vision lucide – trop lucide – des aspects dérangeants du monde actuel alimente des préoccupations anxieuses envahissantes et des anticipations de catastrophe qui le paralysent dans son agir et nourrissent son sentiment d'impuissance. À quoi bon faire des efforts pour s'en sortir dans un monde négatif pouvant basculer à tout moment ?

Monsieur a déjà derrière lui une longue histoire difficile. En plus de son anxiété, il souffre, depuis l'âge de huit ans, d'un trouble déficitaire de l'attention avec hyperactivité (TDAH) pour lequel il a été traité avec du Ritalin et dont il présente encore des symptômes à l'âge adulte. Depuis toujours, il se sent négligé affectivement par ses deux parents, qui se sont séparés après son départ de la maison. Il se décrit comme ayant été un enfant turbulent avec une grande capacité à faire rigoler ses camarades. Toutefois, il rapporte avoir ressenti dès son enfance une sensibilité à la frustration et une fragilité du côté de l'estime de soi qui l'ont conduit à se sentir facilement rejeté ou exclu.

À l'âge de 16 ans, il quitte la Gaspésie afin de venir s'installer à Montréal. Il abandonne sa médication, le suivi en psychiatrie et les études qu'il reprendra plus tard, cependant, non seulement en terminant son secondaire mais également en obtenant un diplôme d'études professionnelles. Le lien s'est rompu avec ses parents dans le contexte d'une toxicomanie importante, mais il a réussi, il y a deux ans, à cesser par lui-même la consommation de drogues dures. Depuis l'adolescence, il boit une quantité importante de bière, malgré la peur de devenir alcoolique comme son père. Il demeure également un consommateur quotidien de cannabis.

Au fil de nos rencontres en clinique externe, se déploient l'intensité du mal de vivre du patient et surtout l'ampleur de son sentiment de révolte, qu'il a de plus en plus de difficulté à contenir. Révolte contre la société, contre l'autorité, contre les abuseurs des gens sans défense. Son sentiment d'abandon par la société – et d'abord et avant tout par sa famille – remonte à son propre vécu d'enfant abusé et non entendu malgré des démarches officielles de dénonciation auprès des autorités lorsqu'il avait neuf ans. L'indifférence de sa mère dans ce contexte lui pèse encore lourdement.

Son sentiment de révolte, toujours à fleur de peau, est facilement exacerbé tout autant par les incidents de sa vie quotidienne que par les bulletins d'information et autres sources de nouvelles qu'il consulte abondamment. Sa colère intérieure atteint un paroxysme lorsque son contexte personnel et le contexte social québécois se trouvent, au même moment, bouleversés. Ainsi, il fait l'objet de critiques injustifiées au travail alors qu'une crise étudiante québécoise – et tout particulièrement montréalaise – bat son plein. Cette crise québécoise vient faire résonner sa propre colère face à l'autorité perçue comme abusive et non à l'écoute. Lors d'une de nos rencontres, il avoue songer à l'idée de tuer le premier ministre du Québec ou les gens d'un quartier nanti de Montréal, et ce, dit-il, afin de faire cesser l'injustice.

* * *

Le mal de vivre de ce patient suggère des vulnérabilités importantes au niveau de sa personnalité pouvant être qualifiées de traits – ou même trouble – de personnalité limite (« borderline » en anglais). Il présente également un trouble anxieux et un TDAH en rémission incomplète à l'âge adulte. Bien qu'une médication soit appropriée pour tenter de le soulager du débordement de certains de ses symptômes, la médication demeure, à elle seule, insuffisante pour l'aider. Il est important qu'il trouve un lieu d'accueil, à la fois chez sa psychiatre et chez son psychologue, où il pourra s'ouvrir sur ses émotions douloureuses et développer progressivement un regard sur lui-même et son agir ou non-agir. Malgré le profil de ce patient qui pourrait peut-être, de prime abord, laisser présager un avenir sombre pour lui, je garde bon espoir qu'il puisse, avec temps et effort personnel, approfondir la capacité d'introspection inhabituelle qu'il présente pour un jeune homme de son âge avec un tel vécu. S'il s'avérait que des idées hétéro-agressives ou suicidaires le mettent à risque de faire du mal à autrui ou de s'en faire, une courte observation en psychiatrie serait requise afin de l'aider à maîtriser le débordement de ses émotions.

O. B.

* * *

Voilà ce que laisse présager une société encore mal ajustée à ses découvertes techniques : un refus de la réalité sociale par les jeunes comme par le monde adulte.

Ce jeune Gaspésien habitué aux grands silences de la mer ne paraît pas préparé à écouter les bruits urbains. Son mal de vivre peut être facilement compris au moment où les réseaux sociaux multiplient et banalisent les « nouvelles » et les amitiés, et laissent ce jeune Gaspésien sans autre défence que l'alcool, à l'imitation du père.

Des relations naissent sans toujours assurer des lendemains… qui chantent. L'amitié, c'est comme une fleur : il lui faut des racines, du temps pour grandir et s'épanouir. Le temps se défend contre qui ne prend pas son temps… sérieusement.

Comment convaincre ce jeune qu'il n'est pas responsable des malheurs qui lui arrivent ? Car, s'il parvient à moins s'accuser, il réussira à moins accuser la société. De ce point de vue, le verdict du psychiatre me paraît juste et le meilleur : convertir le cœur de Claude H. à un plus juste amour de soi, ce qui nécessite qu'il se connaisse mieux. Qui mieux se connaît accepte davantage ses limites et évalue mieux ses facultés d'adaptation.

Il ne s'agit pas tant « d'accuser » une société technique en pleine évolution et en manque de critères, que d'inviter le jeune qui est dans l'arène à reconnaître ses propres talents et qualités. Ce jeune est encore en mesure de se rendre compte que son bonheur est à sa portée, s'il accepte l'aide psychologique qu'on lui offre, s'il se trouve autour de lui des gens capables de le valoriser au moindre geste de sa part.

Une question que je me pose en tant qu'ancêtre préoccupé de l'avenir des jeunes : comment enseigner l'amour de soi, qui prend racine au plus intime de sa vie, quand on vous invite à trouver le bonheur dans la rue ? De ce point de vue, Claude H. et la perspective du psychiatre m'invitent à une plus large réflexion, c'est-à-dire à tenir compte de la mondialisation accélérée de notre époque.

B. L.

14
Menaces de mort

Nicolas Q. est un jeune homme de 28 ans originaire des Îles-de-la-Madeleine. Il est sans abri et itinérant à travers le Canada depuis l'âge de 13 ans, après avoir passé plusieurs années en centre d'accueil. Il est issu d'une famille très dysfonctionnelle composée de parents toxicomanes et d'un père séjournant régulièrement en prison. Ses parents se sont séparés lorsqu'il était très jeune ; il n'a pas revu son père depuis de nombreuses années. Il garde des contacts sporadiques avec sa mère et sa jeune sœur qui vivent à Montréal.

Grand consommateur de drogues et d'alcool, il consomme tout ce qu'il peut trouver, dira-t-il. Lorsqu'il n'est pas en prison ou hospitalisé en psychiatrie, ses modes principaux de subsistance sont la mendicité, la prostitution et les petits vols. Il revendique haut et fort son droit de mener sa vie comme il l'entend, même si cela le fait vivre le plus souvent dans des conditions de misère sociale très précaires pour sa santé. Il s'offusque lorsqu'il est confronté à une remise en question de ses activités illégales.

Sa santé psychiatrique s'est détériorée au fil des ans. Il fut hospitalisé fréquemment en psychiatrie pour des épisodes de psychose paranoïde au cours desquels il devenait agité, agressif, avec des propos incohérents et menaçants à l'endroit des policiers, du système de justice et de la société en général. Initialement, ses psychoses étaient jugées d'origine toxique (causées par la consommation de drogues), mais son état semble avoir évolué vers une maladie schizophrénique. Il a toujours contesté énergiquement l'idée de souffrir d'une psychose ou de toute autre forme de problème de santé mentale. Conséquemment, à son congé de l'hôpital, il s'empressait de reprendre son mode de vie habituel et ne venait pas aux rendez-vous que je lui offrais en clinique externe.

Un suivi en clinique externe de psychiatrie lui fut finalement imposé par le Tribunal administratif du Québec (TAQ) à la suite d'un voie de fait contre des policiers duquel il fut reconnu non criminellement responsable pour cause d'un problème de santé mentale grave. Ce suivi avec moi fut chaotique et difficile. Il se présentait à son rendez-vous hostile et intimidant ; aussitôt assis, il haussait le ton pour revendiquer un arrêt de sa médication injectable et refusait systématiquement de répondre à mes questions en réclamant un arrêt du suivi. Il exigeait des explications sur la contrainte imposée à sa vie privée mais devenait dénigrant à mon endroit lorsque je tentais de lui en fournir. Il exprimait ouvertement son dédain envers les femmes et continuait de verbaliser des propos paranoïdes délirants à l'endroit des policiers. Il lui arrivait de dire qu'il songeait à engager quelqu'un – qu'il n'aurait pas de mal à trouver étant donné ses séjours répétés en prison – afin de tuer les gens qui étaient responsables de sa situation, y compris moi, sa psychiatre. Comme la plupart du temps nos rencontres se terminaient abruptement, je prenais soin, à chacun de nos rendez-vous, de porter mon dispositif de sécurité et de garder un accès direct à ma porte de bureau au cas où j'aurais besoin de sortir rapidement pour me mettre à l'abri d'une escalade agressive. Je ressortais de nos rencontres avec un sentiment ambigü composé d'insatisfaction, de crainte et d'impuissance.

Notre dernière rencontre prit un tour dramatique. Le matin même du rendez-vous, je reçus des appels affolés de sa sœur qui m'informait qu'il avait menacé à maintes reprises dans les derniers jours de se procurer une arme et de venir tuer à l'hôpital tous ceux qui l'avaient soigné de force, et tout particulièrement sa psychiatre. Sa sœur ne doutait pas de sa capacité de se procurer une arme et craignait le pire. Il avait passé les dernières journées à consommer des substances et présentait, de nouveau, des propos délirants et confus. Il était agité et il lui faisait peur.

Devant des menaces de mort aussi explicites, je fis appel à nos agents de sécurité hospitaliers et à la police. Un des agents de sécurité put venir me rejoindre immédiatement et la police se mit en route. J'avisai les administrateurs de notre département, qui donnèrent des consignes claires afin de ne pas créer un sentiment de panique. Bien avant l'heure du rendez-vous et avant même que les policiers n'aient eu le temps d'arriver, je fus avisée par un des agents de sécurité de l'arrivée du patient à notre pavillon ; l'agent n'avait pu l'arrêter, il s'était faufilé rapidement et gravissait, selon toute probabilité, les escaliers le menant au cinquième étage où se trouvait mon bureau. Je ne pouvais savoir quel escalier il emprunterait, celui du centre menant directement à la salle d'attente ou celui en retrait donnant directement à mon bureau. J'attendais avec une anxiété bien visible, auprès de l'agent de sécurité, les policiers qui n'en finissaient plus d'arriver. Après de longues minutes d'attente, la porte d'ascenseur de la salle d'attente s'ouvrit et le patient apparut... calme, souriant et tenant à la main une poutine qu'il était allé chercher à la cafétéria avant de monter ! J'étais atterrée... à la fois soulagée et un peu honteuse de tout l'émoi que j'avais causé. Les policiers arrivèrent sur les entrefaites. Le patient fut conduit à l'urgence et gardé à l'hôpital pour une évaluation de son potentiel hétéro-agressif.

* * *

Il m'arrive certains jours, et ce jour-là en fut un, de penser : quel métier que celui de psychiatre ! Aujourd'hui, le souvenir de la poutine me fait rire, mais je me souviens aussi de ma peur. De toute évidence, ce patient se plaisait à terroriser les personnes de son entourage et je faisais partie du nombre, cette fois-là de façon encore plus marquée qu'à l'accoutumée. L'évaluation d'un risque hétéro-agressif demeure toujours un défi en psychiatrie. Bien que la situation se soit heureusement bien terminée, le patient n'en présentait pas moins des éléments de dangerosité non négligeables : propos agressifs chez un patient ayant des antécédents de violence combinés à une consommation de substances et à un état psychotique non résolu. Après cet incident, le patient fut longuement hospitalisé en psychiatrie ; lors d'une discussion d'équipe, il fut décidé que son suivi en externe serait désormais assuré par un collègue psychiatre masculin.

O. B.

* * *

Vraiment un cas exceptionnel, d'autant plus que vous n'avez rien d'une policière. Il y a des moments où il est difficile d'ouvrir son cœur et son esprit à la miséricorde et à la compassion. Nicolas Q. mérite peut-être d'être accompagné, mais d'une manière plus élaborée que ce que peut lui offrir un suivi ponctuel en psychiatrie.

Il n'a jamais eu de chance, il est victime plus que coupable dans tous ses excès, mais il reste un malade qui a besoin d'aide, et ce, au-delà des soins d'ordre psychologique. Ce garçon serait apte à faire des travaux manuels exigeant un effort physique, effort qui souvent procure aux violents des repos plus bienfaisants que l'aide strictement médicale.

Par ailleurs, le fait de votre remplacement par un collègue masculin m'oblige malgré moi à sourire. Je connais plus de femmes que d'hommes qui ont des aptitudes évidentes à traiter la violence physique masculine. L'attitude de sa sœur, par exemple, montre bien que celle-ci savait composer avec les dangers liés au comportement de son frère.

Nicolas Q. est et demeure un grand enfant. Peut-être faudrait-il se laisser inspirer par les « solutions » proposées dans les milieux scolaires défavorisés pour gérer les excès de la violence de la jeunesse masculine ?

Ce que vous avez souffert simplement à prévoir le pire ne me paraît pas normal dans un centre hospitalier. Le courage aussi a ses limites.

B. L.

15
Besoin d'attention

J'ai rencontré Françoise X., une femme de 69 ans, à l'urgence, un soir de garde. Elle s'y est présentée pour un problème intestinal aigü qui est en voie d'amélioration. Elle doit être hospitalisée en médecine interne, mais pour l'instant, elle demeure à l'urgence faute de lit. En tant que psychiatre de garde, je suis appelée en consultation avec insistance par son infirmière de l'urgence, qui s'est inquiétée de la voir pleurer et du fait qu'elle avait présenté des idées « sombres » dans les jours précédents ; l'infirmière juge qu'une évaluation psychiatrique ne peut attendre le lendemain.

Madame m'accueille à sa civière avec un grand sourire et un besoin encore plus grand de parler. Elle me raconte pêle-mêle les évènements difficiles qui ont parsemé sa vie : trois mariages et trois divorces, le dernier divorce remontant à il y a près de 15 ans ; un cancer du sein gauche il y a 25 ans ; des relations conflictuelles avec ses trois enfants ; le décès d'un de ses fils par overdose de drogues il y a 5 ans ; l'éloignement de sa fille et de ses petites-filles adolescentes qu'elle ne peut voir aussi souvent qu'elle le souhaiterait... Nous reconnaissons ensemble sa nature hypersensible, sa tendance au long cours à l'anxiété et à la déprime, la colère intérieure intense qu'elle porte depuis de nombreuses années, son côté prompt et direct au point d'être parfois blessant même pour ses proches. Par contre, elle est ce que j'appelle une « survivante », ce que je lui reflète et elle est d'accord avec moi. Au fil des ans, qu'est-ce qui lui a donné la force de poursuivre son chemin ? La foi, répondra-t-elle spontanément ! Dieu ! Elle lui a toujours parlé intimement, comme à un ami proche, sans gêne, sans retenue. Mais elle est fâchée contre lui aussi, contre ce que les prêtres pédophiles ont fait aux enfants... Elle prie moins et cela lui manque. Doit-elle de nouveau s'en remettre à Dieu ? me demande-t-elle, cela lui faisait tant de bien avant !

En ce moment, madame ne présente ni l'attitude ni les symptômes d'une personne en dépression. Elle reconnaît qu'il lui arrive d'avoir facilement la larme à l'œil, mais ce n'est pas nouveau pour elle. Elle a noté que cela survient surtout lorsqu'elle se sent plus seule et ce sentiment est devenu plus fréquent dans les dernières années. Tellement d'aspects contribuent à ce sentiment de solitude : ses deuils, son âge, ses problèmes de santé, ses insatisfactions à l'égard des gens autour d'elle... mais nous constatons ensemble qu'elle s'est laissée aller peu à peu à un repli sur elle-même. Je tâche de l'aider à identifier un certain nombre de moyens réalistes auxquels elle pourrait recourir pour « aller davantage vers les autres », selon ses propres termes.

Enfin, j'aborde avec elle ce qu'elle entendait par ses « pensées sombres » qui ont tant inquiété son infirmière. Elle avoue qu'il ne s'agissait pas de pensées de suicide. Elle n'a jamais véritablement songé au suicide et ne souhaite pas mourir. Par contre, elle avait demandé récemment à sa fille, qui lui manquait : « À quoi bon vivre puisque je ne suis plus utile à personne ? » La patiente est peu ouverte à explorer le message sous-jacent d'un tel commentaire et son impact sur les gens autour d'elle, en particulier sur sa fille.

Elle m'autorise à rencontrer sa fille, qui souhaite ardemment me parler. Cette dernière me raconte une histoire mère-fille très difficile depuis son enfance. Elle a souvent dû assumer le rôle de mère auprès de sa propre mère et souhaite désormais maintenir, quoiqu'à regret, une distance plus optimale pour sa propre santé mentale et celle de ses filles. D'un autre côté, elle s'inquiète du devenir de sa mère, qui aura certainement des besoins concrets et affectifs accrus en avançant en âge. Je ne peux m'empêcher de penser au défi additionnel qui est appelé à peser sur cette relation mère-fille complexe dans le contexte de vie d'une mère vieillissante. La fille nourrit l'espoir qu'une médication puisse aider sa mère, mais je crois que les enjeux principaux se situent ailleurs.

* * *

Cette patiente m'apparaît présenter une problématique au long cours que je qualifierais de mal de vivre avec des débordements émotionnels épisodiques et une histoire relationnelle parsemée à la fois de surinvestissement affectif, de conflits et de pertes qui reflètent des vulnérabilités de la personnalité. Dans le cas de cette personne, je ne crois pas qu'il soit aidant de la « psychiatriser », c'est-à-dire de considérer sa problématique comme une maladie dont le traitement premier serait la médication. Dans les limites d'une intervention effectuée sur une civière à l'urgence, j'ai tenté de privilégier une écoute attentive, des reflets sur ses forces et sur certaines de ses vulnérabilités, de même qu'un début d'identification conjointe de stratégies potentielles à utiliser – si elle le souhaitait – afin d'éviter l'attitude malsaine du « laisser-aller ». J'ai aussi trouvé important d'offrir un espace de validation de sa foi. Par ailleurs, je ne sais pas jusqu'à quel point cette patiente présente vraiment, à 69 ans, un potentiel d'ouverture à un début de remise en question de ses modes relationnels. Je ne me fais pas trop d'illusion sur l'impact de mon intervention ; par ailleurs, peut-être l'expérience d'avoir été authentiquement écoutée pourra-t-elle demeurer soutenante pour un temps...

O. B.

* * *

Au tout début, je m'interroge sur la pertinence de l'acte même de traiter à l'urgence... ce qui implique beaucoup de temps et sans doute d'actes répétitifs. Qui dit urgence, dit vitesse et efficacité dans l'immédiat. Je doutais, je l'avoue, de votre rôle, mais vos réflexions sur l'écoute, le respect de la croyance et l'appel de la fille de Françoise X. me font penser et dire que le plus vrai de la psychiatrie est peut-être la rencontre, l'écoute, le don du temps qu'il faut pour rencontrer l'autre et ses failles.

Il faut une certaine humilité, voire du courage, pour accepter de discourir et d'échanger avec une personne qui pense avant tout à sa seule et unique personne. Bref, il faut une attitude que j'appellerais une fois de plus évangélique pour accepter l'autre dans l'espoir de le guérir, tout en sachant que l'autre est mentalement ailleurs. Ce qu'on appelle donner sans recevoir. Je pense à une des grandes paroles du Nouveau Testament en ces matières... « Il y a plus de bonheur à donner qu'à recevoir » (Actes des Apôtres 20, 35).

Peut-être devrais-je ajouter qu'il y a en chaque personne, quelle qu'elle soit, quelque chose de particulier, d'original. L'attention que vous portez à chaque personne, urgence ou pas, reste en soi un enrichissement. Chacun est différent, et il arrive que certaines personnes en difficulté manifestent mieux leur singularité. Ici aussi l'attention que je porte à tel ou tel comportement, si étrange soit-il, n'est jamais perdue. L'apprentissage clinique est en soi une expérience unique, et même à l'urgence, si rapide soit la rencontre, il y a toujours un acquis. Ceci, vous l'avez compris, d'où finalement ma reconnaissance de l'importance du travail à l'urgence...

B. L.

Un commentaire...

Je suis touchée par l'expression de votre perception « négative » initiale des soins à l'urgence, qui rejoint sans doute celle d'un grand nombre de personnes. Je rencontre surtout des patients en clinique externe et ne travaille à l'urgence que lors de mes gardes. Mais je ne peux m'empêcher de penser à mes collègues, médecins et professionnels de la santé, qui œuvrent à l'urgence en donnant le meilleur d'eux-mêmes, et ce, en dépit des conditions difficiles et d'une pression « à faire mieux » toujours grandissante. Bien sûr, le contexte d'une rencontre à l'urgence est différent de celui d'un suivi en clinique externe. À l'urgence, il s'agit d'abord et avant tout d'évaluer rapidement la nature des difficultés et des besoins du patient de façon à l'orienter vers le traitement, les soins et les ressources les plus appropriés. Toutefois, il serait faux de conclure que cela ne requiert pas un investissement sérieux de la relation avec le patient, bien sûr modulé par le contexte de l'urgence et la condition du patient. J'ai en tête bon nombre de patients qui me mentionnent leur première visite à l'urgence comme ayant été déterminante dans leur motivation à se prendre en mains et à accepter de l'aide, et ce, en lien avec leur sentiment d'avoir été accueillis et écoutés avec empathie par le collègue psychiatre et le personnel rencontrés. Les équipes de l'urgence font face au défi quotidien et exigeant de donner les soins appropriés avec humanité dans un contexte de débordement chronique et insatisfaisant. Je suis heureuse de voir que vous semblez pouvoir vous « réconcilier » finalement avec l'importance, et je l'espère la valeur, du travail à l'urgence.

O. B.

16

Comment réconcilier l'irréconciliable ?

Evelyne D. est une femme de 58 ans, divorcée depuis 7 ans et mère d'un fils de 34 ans, lui-même marié et père de deux jeunes enfants. Elle vit dans des conditions très modestes et reçoit des prestations d'aide sociale. Après avoir élevé son fils, elle a travaillé pendant plusieurs années comme vendeuse dans un magasin, jusqu'à son divorce. Elle est originaire de Chicoutimi où vit encore son frère cadet, avec lequel elle n'a pratiquement plus de contact. Ses deux parents sont décédés, d'abord son père il y a 10 ans, puis sa mère il y a 5 ans. Son fils et ses petits-enfants dont elle est très proche, de même qu'une amie d'enfance à Chicoutimi, constituent l'ensemble de son réseau social.

Ma première rencontre avec madame a lieu à l'urgence où elle se présente d'elle-même parce qu'elle se sent anxieuse, dépressive et menacée. Elle m'apprend qu'elle fut déjà hospitalisée en psychiatrie à l'âge de 48 ans pour un épisode dépressif sévère accompagné de symptômes psychotiques importants. Malheureusement, à son congé de l'hôpital, elle avait cessé toute médication et abandonné le suivi en clinique externe qui lui avait été offert. Or depuis quelques mois, son moral se détériore, elle a de la difficulté à dormir et elle est préoccupée par des odeurs nauséabondes qui l'envahissent (des odeurs d'ordures ou d'égout) et par des messages de la télévision qui lui indiquent qu'elle est une personne importante avec une mission spéciale. Elle est très souffrante et fait clairement une demande d'aide mais refuse une hospitalisation en psychiatrie. Elle conserve une autocritique partielle quant à l'irréalité des phénomènes ressentis et accepte de recommencer une médication. Je sens que j'établis un bon lien avec elle et lui propose un rendez-vous rapide en clinique externe, ce qu'elle accepte.

Débute ainsi un suivi avec une patiente très touchante, suivi qui se maintient depuis plus de deux ans et au cours duquel elle procède – encore maintenant – à un dévoilement progressif de son vécu traumatique et de ses symptômes psychotiques gardés longtemps secrets. En fait, depuis le décès de son père il y a 10 ans, elle entend quotidiennement des voix qui commentent ses actions, répondent à ses pensées ou lui disent quoi faire. Il lui arrive souvent de se sentir envahie corporellement par une force mystérieuse et paralysante. Elle attribue cette force à ses parents décédés qui refusent de la libérer de l'emprise qu'ils avaient sur elle de leur vivant. Mais, selon elle, il est aussi possible que cette force soit celle de Dieu, un Dieu qu'elle perçoit comme imprévisible, tantôt proche et aidant, tantôt colérique et exigeant. Elle cherche depuis des années un sens à toute cette souffrance dont elle n'a parlé à personne à part moi, dira-t-elle. Bien qu'elle reconnaisse la nature bizarre de ces phénomènes et en vienne à accepter la possibilité qu'elle puisse souffrir d'une maladive schizo-affective à début tardif, il lui est encore douloureux et difficile de penser que la maladie seule constitue l'explication de ses expériences troublantes. D'un côté, elle souhaite voir ces phénomènes dérangeants s'atténuer, mais d'un autre côté, elle s'est habituée à leur présence et se demande comment elle se sentirait s'ils disparaissaient complètement, tout particulièrement les manifestations de Dieu, reflet de sa présence auprès d'elle qu'elle ne veut pas perdre.

La patiente est en proie à des moments de désespoir intense auxquels elle tente de résister. Elle trouve du réconfort dans les contacts réguliers avec son fils, sa belle-fille et ses petits-enfants dont elle apprécie beaucoup la présence. La patiente ayant constaté que ses hallucinations étaient moins intenses lorsqu'elle faisait une tâche qui nécessitait de la concentration, nous avons tenté d'identifier une activité régulière et ludique qu'elle pourrait entreprendre. Après une longue période de recherche, et dans le contexte d'un début de diminution de ses symptômes grâce à la médication, la patiente m'apprend qu'elle souhaite reprendre une activité créatrice qu'elle avait pratiquée pendant plusieurs années auparavant : des collages artistiques qu'elle effectuait à partir d'images photographiques. À cette entrevue qui, en rétrospective, s'est avérée un point tournant, elle m'apporte quelques exemples de ses magnifiques productions antérieures. En plus de leur qualité esthétique, ces collages présentent une grande richesse de contenu et la patiente en dégage une signification en lien avec son vécu passé et présent. Devant la beauté et la richesse de sens de ces images, j'encourage la patiente dans son désir de faire des collages et lui propose d'utiliser un temps de nos rencontres pour les regarder ensemble, à son rythme.

Ainsi, depuis cette rencontre et grâce au matériel artistique, la patiente s'est risquée à révéler petit à petit, et de façon fragmentée et contenue, des éléments de son passé traumatique d'enfant et de jeune fille abusée sexuellement par son père, et ce, jusqu'à son départ de la maison familiale à l'âge de 18 ans. Elle mentionne les visites de son père la nuit, son souhait de « se faire petite » et de lui laisser croire qu'elle dormait afin d'obtenir – mais sans succès – qu'il quitte sa chambre ; l'attitude ambigüe de sa mère affectueuse qui lui avait pourtant dit de ne plus parler de « ces choses » lorsque la patiente lui avait confié à 12 ans et, aussi bien des années plus tard, à 35 ans, les visites nocturnes du père. Ses superbes collages sont révélateurs de sa solitude, de son enfermement et de la face cachée d'elle-même. Nous poursuivons ensemble cette démarche, alors qu'elle laisse entendre qu'il y a tant de blessures secrètes qui ne peuvent être nommées et encore moins guéries.

* * *

Au moins deux motifs m'ont inspirée à raconter l'histoire de cette patiente. D'abord, le désir de parler du vécu touchant d'une personne aux prises avec des symptômes sévères qui, malgré sa souffrance et des moments intenses de découragement, persiste dans des efforts résilients au quotidien. Ensuite, le désir de partager cet aspect de mon travail d'accompagnante qui constitue à la fois un privilège et une responsabilité. Il est question ici de l'importance que j'accorde à un cheminement qui va au-delà du suivi pharmacologique, néanmoins essentiel, et qui vise à soutenir une exploration toute en douceur – de vie, de sens – à travers les symptômes frappants et l'expression artistique personnelle d'une patiente.

O. B.

* * *

Malgré ses malheurs, cette femme de 58 ans demeure attentive à sa condition, accepte de se raconter, collabore avec vous, se dit croyante et se prête bien au « dévoilement progressif de son vécu traumatique et de ses symptômes psychotiques ». Il y a chez Evelyne D. une pureté que je dirais primitive, et d'autant plus obsessive qu'elle a subi la violence des abus sexuels de la part d'un homme, son père en plus.

L'entourer de sa compréhension, être là tout simplement, voilà qui la réconforte au moment où elle constate la continuité de ses malheurs intérieurs. Elle ne sera jamais guérie de cette « absence » indirecte du père trop présent, mais la confiance que vous lui portez l'aide sûrement et par étapes à diminuer les suites psychotiques de la douleur. La parole libère.

Ici apparaissent une fois encore l'importance et les limites inévitables de la pratique psychiatrique. Tout ceci vu, entrevu par un témoin extérieur à la profession. Je crois à la durée et à la répétition des rencontres. Evelyne D. est dans une détresse telle qu'il faudra pour la raconter beaucoup de temps et d'échanges. La continuité s'impose plus que jamais. Il n'y a pas que la continuité qui soit en jeu, il faut identifier si possible les origines du malaise.

Souhaiter un corps purifié compte tenu de son vécu est angélique. Il s'agit plutôt de la ramener à l'humanité de ce corps et, comme croyante, au pardon progressif et par étapes. Pour la psychiatre, je suppose une certaine difficulté à délaisser le discours traditionnel pour une écoute spiritualiste, jusqu'à considérer, en même temps que la médication dosée, l'insertion du pardon à la manière évangélique ou selon les propos de Jésus. Comment respecter, d'une part, la démarche savante et, d'autre part, tenter un avis spirituel d'un autre ordre... ? Comment rendre à César ce qui est à César et à Dieu ce qui est à Dieu quand on est en tout premier lieu médecin des corps et de l'âme « freudienne »... ? Comment entendre le récit de la patiente, durer dans le respect du champ professionnel de la psychiatrie et introduire en même temps des considérations spirituelles sur le pardon, sur Dieu qui prend patience... ?

De ce point de vue, je note à quel point il convient parfois d'oublier le rituel du psychiatre pour introduire une démarche parallèle, pour ne pas dire atypique : comme, ici, prendre un temps de rencontre et visualiser des collages chers à la patiente. L'Humain chemin de vérité intérieure !

B. L.

Un commentaire...

Vous me lancez ici un beau et difficile défi ! Vos propos me semblent illustrer la richesse de cette vignette en lien avec la multiplicité des angles sous lesquels elle peut être abordée, certains étant plus « traditionnels » (par exemple, la médication) et d'autres beaucoup moins tel celui du travail de symbolisation tenté ici à travers l'expression artistique. Vous m'invitez à introduire un nouvel angle important, celui d'un « travail » spirituel à partir de la question profonde et complexe du pardon. Mais je ne peux prétendre à une expertise particulière quant au travail spirituel au-delà de mon cheminement personnel de croyante. De plus, l'idée d'un tel travail m'interroge ici quant à son actualisation chez une patiente qui souffre de psychose et qui commence à peine un processus difficile de mise en contact progressive – c'est l'objectif visé à long terme – avec les parties douloureuses mais non encore intégrées d'elle-même. En d'autres mots, comment parler de pardon maintenant alors qu'il lui est encore si difficile d'entrer en contact avec la souffrance de ses traumatismes antérieurs ? Il me semble qu'il y a encore un long chemin à parcourir avant que puisse être abordée la question du pardon avec cette patiente. Il va sans dire que mon commentaire s'applique au cheminement de cette patiente-ci et n'invalide en rien l'importance de l'enjeu du pardon dans toute expérience humaine. Aussi, je puis bien me tromper.

O. B.

17

Les blessures profondes de la violence et des déracinements

Hanna O. est une femme de 29 ans, d'origine algérienne, séparée et mère d'une fillette, Sandrine, âgée de 10 ans. Je l'ai rencontrée pendant plus de deux ans avant qu'elle ne cesse abruptement son suivi. Elle a un parcours traumatique dont j'aimerais pouvoir retracer, ici, certaines des grandes lignes, y compris le contexte de son contact avec nos services de psychiatrie.

Elle est née en Algérie d'une famille de religion musulmane, cadette d'une fratrie de quatre enfants (deux frères et une sœur). Alors qu'elle est âgée de cinq ans, ses parents divorcent et son père décide, à l'insu de sa mère qu'elle ne reverra plus jamais, de placer les enfants en orphelinat catholique. La patiente y grandit avec sa sœur alors qu'éclate la guerre civile en Algérie. L'orphelinat est le siège de violences répétées et malgré son jeune âge – elle n'a que 10 ans lorsque la guerre débute –, la patiente se décrit comme celle qui soutient et protège sa sœur aînée. À 15 ans, elle quitte l'orphelinat avec sa sœur, grâce à ses frères aînés qui viennent les chercher. La fratrie s'installe à Alger, où les aînés travaillent à gagner la vie de la famille, ce qui donne la possibilité à la patiente de poursuivre des études, étant donné ses aptitudes évidentes. Elle interrompt ses études à 18 ans lorsqu'il est décidé, en raison de l'intensification des violences, que les deux sœurs partiront pour la France où elles obtiendront le statut de réfugiées.

La patiente s'installe à Toulouse avec sa sœur qui décède subitement d'une cause ambigüe. Brisée par le chagrin, la patiente s'engage rapidement dans une relation amoureuse malsaine avec un conjoint qui la traite mal et dont elle tombe enceinte. La relation avec son conjoint est parsemée de querelles, de ruptures et de retrouvailles répétées. Elle se trouve ainsi à assumer seule son rôle parental dans des conditions de vie précaires. Malgré tout, elle ne regrettera jamais sa maternité. Sa vie est centrée autour de sa fille, qui devient « sa bouée de sauvetage » et sa raison de vivre.

Sa vie bascule, de nouveau, lorsqu'elle constate un changement de comportement étrange chez son conjoint. Celui-ci se met à fréquenter des personnes d'apparence louche. À différents signes (voitures autour de la maison, commentaires désobligeants d'étrangers, appels anonymes), elle en vient à conclure que son conjoint est impliqué dans un trafic d'êtres humains en lien avec un réseau international qu'elle est en train de démasquer. Peu à peu, elle constate que le voisinage, les gens dans l'autobus, les vendeurs à la fruiterie... lui lancent des regards désapprobateurs et menaçants. Elle est désormais convaincue que sa fille et elle-même sont en danger de mort, devant le désir de son conjoint de la rendre silencieuse. Elle ne voit pas d'autre issue que de quitter abruptement la France et de venir au Canada faire une demande de statut de réfugiée. Elle s'installe à Montréal avec sa fille maintenant âgée de huit ans. Toutefois, les choses ne s'améliorent pas ; la patiente vit dans la peur constante d'être retrouvée par son ex-conjoint ou d'être expulsée du pays. Son angoisse atteint son paroxysme lorsque, deux ans plus tard, son statut de réfugiée lui est refusé. À la suite de verbalisations suicidaires, la patiente est référée à notre service d'urgence et ensuite hospitalisée. Au terme d'une évaluation approfondie, il apparaît qu'elle souffre d'un trouble délirant paranoïde.

C'est à son congé de l'hôpital que débute mon suivi avec cette patiente. Son angoisse ne s'est atténuée que de façon partielle malgré des dosages importants de médication. Elle demeure convaincue des agissements graves de son ex-conjoint mais souhaite désormais « regarder vers l'avant ». Elle est spontanée et intense, voire un peu théâtrale. Elle s'exprime facilement mais semble se dévoiler de façon limitée. En même temps, il y a tant de choses qu'elle souhaite aborder : les expériences difficiles du passé, surtout celles avec son ex-conjoint, les stresseurs actuels, la relation avec sa fille... Chaque rencontre est chargée émotionnellement et difficile à terminer. J'ai espoir qu'en apprivoisant ce lien thérapeutique avec moi, elle en vienne à accepter l'idée d'une psychothérapie plus intensive. Peu à peu, elle identifie son besoin de se sentir utile et son désir d'un sentiment d'appartenance. Signe positif, elle choisit de s'investir dans une activité de bénévolat auprès d'un organisme communautaire. Elle y retrouve un milieu accueillant et chaleureux où elle peut exprimer sa nature généreuse et aidante. Cette période est positive et porteuse d'espoir pour une vie meilleure...

Malheureusement, la patiente est mise à l'épreuve dans son rôle maternel. Elle reconnaît qu'il lui est très difficile d'imposer des limites à Sandrine et cette dernière semble s'opposer de plus en plus à sa mère. Malgré un suivi en pédopsychiatrie, les troubles de comportement de Sandrine s'aggravent ; à 12 ans, elle fugue de l'école et de la maison, allant rejoindre des amis plus âgés et consommateurs de cannabis. La patiente est atterrée. Elle ne comprend pas pourquoi Sandrine ne réalise pas tous les efforts et sacrifices que sa mère a faits pour elle dans le but de lui donner ce qu'elle n'avait pas reçu elle-même, soit la sécurité et l'affection. Devant l'intensification des fugues et des conflits mère-fille, la patiente est dans l'obligation de faire une demande de soutien à la DPJ qui, après une longue période d'évaluation, recommande de placer sa fille en centre jeunesse pour la durée d'une année complète.

Cette situation adverse fait ressurgir la problématique paranoïde de la patiente. Elle exprime, de nouveau, son sentiment de menace lié au projet de son ex-conjoint de la tuer et de kidnapper sa fille. Elle en vient à conclure que sa tentative de se construire une belle vie à l'extérieur de l'Algérie demeure infructueuse ; elle ne pourra jamais se sentir en sécurité en France, au Canada ou ailleurs qu'en Algérie. Des contacts téléphoniques et courriels réguliers avec ses frères en Algérie font renaître son espoir de retourner vivre dans son pays. Son frère aîné lui offre de l'accueillir chez lui afin qu'elle puisse reprendre sa vie en mains grâce à son soutien affectueux et à son aide concrète. Cette perspective soulage immensément la patiente, bien qu'elle se sente déchirée à l'idée de devoir quitter sa fille. Après en avoir discuté avec la DPJ et avec Sandrine qui ne souhaite pas aller vivre en Algérie, la patiente prend la décision de rentrer dans son pays. Cette décision s'effectue rapidement et je suis mise devant le fait accompli. Je ne peux revoir la patiente qu'une seule fois avant son départ ; elle est sereine et ne regrette pas sa décision. La seule chose qu'elle me demande est d'écrire une petite lettre afin de l'introduire à un suivi psychiatrique en Algérie.

* * *

J'ai vu partir cette patiente le cœur serré, avec des sentiments ambivalents. D'abord, le sentiment de l'avoir peu connue somme toute, de n'avoir pu qu'effleurer certaines de ses blessures, de n'avoir pu travailler que certains enjeux en surface. Ensuite, un sentiment d'inquiétude concernant son état de santé émotionnel et son avenir dans un pays encore aux prises avec de grandes difficultés. Aussi, pourra-t-elle vraiment se sentir en paix avec ce choix déchirant d'avoir laissé sa fille ici à Montréal ? D'un autre côté, j'éprouve un certain soulagement à l'idée qu'elle sera entourée de personnes aimantes et rassurantes, ses deux frères aînés, ce qui pourra peut-être, petit à petit, apaiser un peu ses angoisses de persécution. Enfin, cette coupure radicale qui éloigne sa fille d'une relation fusionnelle avec une mère en manque d'amour permettra-t-elle à Sandrine – au-delà de la terrible blessure infligée – de se construire un espace où elle pourra continuer de développer les aspects sains d'elle-même ? La question des expériences traumatiques et de leur transmission d'une génération à l'autre demeure ici criante.

O. B.

* * *

Une jeune femme algérienne en psychiatrie. Pour le profane que je suis, tout de suite se posent de graves questions. Comment s'opère ici la rencontre de deux cultures ? Autre est l'Algérie, territoire nord-africain, et autre est le Québec, davantage nord-américain. Jusqu'à quel point la culture psychiatrique largement marquée par le juif autrichien Freud peut-elle composer avec « l'étranger » ? Notre lecture de cette vignette est ainsi habitée par une interrogation qui, toutefois, nous invite à lire l'histoire d'Hanna O. le plus objectivement possible, comme vous le faites.

Autant pour la psychiatrie que pour la patiente, la situation est difficile. Les peurs d'Hanna O. ne sont pas imaginaires, elles répondent à des situations redoutables : la guerre, le placement en orphelinat, le décès rapide d'une sœur, un conjoint difficile, une Sandrine imprévisible dès avant sa naissance. Les peurs de la cliente sont normales en plusieurs sens...

Ici les désirs naturels de bonheur, d'amour et de stabilité sont constamment mis en cause. Je constate que la médecine ne peut pas esquiver le fait social, ni les mentalités guerrières qui ont marqué l'enfance d'Hanna O. Il reste à la thérapeute à travailler dans le provisoire, l'inachevé et finalement à « la voir partir avec des sentiments ambivalents ».

Je crois que la psychiatre n'a pas à considérer la personnalité de sa patiente comme un fait brutal. Celle-ci a des antécédents, sa vie la prédispose à des conduites qui pourraient être malsaines. Le rôle du psychiatre est d'identifier ces tendances, de faire en sorte que la patiente corrige certains excès ou certains manques issus de son histoire.

Il est, en termes bibliques, le Bon Samaritain qui offre son soutien plus qu'il ne l'impose. En plusieurs situations semblables, l'attitude humaniste consiste à accepter l'état de fait, à respecter la malade et en même temps à ne pas désespérer. La psychiatrie n'a pas encore révélé tous ses secrets...

B. L.

18
Comment protéger une enfant d'elle-même ?

Caroline I. est une jeune femme de 18 ans suivie en pédopsychiatrie depuis l'âge de 3 ans à cause d'un retard global du développement auquel se sont greffés un trouble déficitaire de l'attention avec impulsivité/hyperactivité (TDAH) et une anxiété sévère. Elle est retirée de sa famille dès l'âge de 5 ans en raison d'une négligence parentale sévère et d'abus sexuels de la part de son frère aîné. La DPJ dépose une ordonnance de placement en famille d'accueil jusqu'à sa majorité. Débute alors une longue histoire de placements successifs où elle subit encore des épisodes de violence sexuelle sans qu'il lui soit possible de développer un lien d'attachement plus stable ou significatif. Elle garde des contacts avec sa mère qu'elle revoit d'abord sous supervision jusqu'à l'âge de 12 ans et, par la suite, seule. Du côté scolaire, malgré les divers soutiens spécialisés reçus, il lui est impossible de compléter son primaire.

Le pédopsychiatre qui la connaît depuis sa petite enfance a mis en lumière des difficultés cognitives, une instabilité émotionnelle importante et de graves lacunes au niveau de son autonomie. Son anxiété envahissante la rend harcelante pour son entourage, la mettant à risque de vivre à répétition les expériences de rejet qui lui sont si douloureuses. Malgré tout, dans le contexte d'un encadrement étroit par la DPJ, du suivi régulier de son équipe en pédopsychiatrie et du placement dans une dernière famille d'accueil plus stable, les difficultés de la jeune fille s'atténuent, permettant un début d'insertion dans une nouvelle école spécialisée. Des espoirs sont permis... qui sont mis à rude épreuve.

L'arrivée de ses 18 ans entraîne brusquement une perte de tous ses repères stabilisants. Considérée comme une « adulte autonome », elle voit se terminer l'encadrement étroit de la DPJ – si souvent dénoncé par elle mais combien rassurant. Elle quitte sa famille d'accueil et se voit orientée, sur un mode volontaire, vers un foyer de transition pour jeunes femmes en difficulté où il est attendu qu'elle développe son autonomie. Son suivi m'est transféré, la privant ainsi de la relation significative avec son pédopsychiatre. À notre première rencontre, elle est attachante, très verbale, aimant donner des détails sur un ton très théâtral et avec beaucoup d'humour. Elle est coquette et très maquillée. Elle se dit très insatisfaite de sa ressource actuelle, se plaignant des attentes trop élevées à son endroit. Elle y tolère mal la structure et surtout les contraintes liées aux sorties et aux horaires à respecter. Elle réclame tout à la fois sa liberté et un soutien quotidien plus important. Avec sa faible tolérance à la frustration, sa grande naïveté et son besoin affectif criant, elle présente une vulnérabilité saisissante.

Dès le début du suivi, sa travailleuse sociale et moi recevons des appels fréquents de sa ressource au sujet de ses « découchages » répétés. La patiente disparaît sans dire où elle va et sans prendre sa médication avec elle. Elle revient un ou deux jours plus tard, pâle, fatiguée, parfois agitée, avec un discours plus confus. Nous apprenons qu'elle fait des rencontres dans le métro, dans la rue... des inconnus ou des voyous qui font mine de s'intéresser à elle, qui l'emmènent dans des lieux isolés et requièrent d'elle des faveurs sexuelles qu'elle donne d'assez bon gré, en retour du peu d'attention reçu. Elle ne se protège pas des maladies transmises sexuellement ni des grossesses. Elle se fait souvent rudoyer. Malgré cela, elle réalise peu la gravité du danger auquel elle s'expose. Elle tire plutôt une fierté de ses escapades et apprécie l'attention qu'elles suscitent. L'expression répétée de nos inquiétudes la touche, mais son désir d'être en lien – à n'importe quel prix – est plus fort et son comportement de promiscuité sexuelle s'accroît en dépit des efforts de suivi d'un ensemble d'intervenants.

La situation atteint son paroxysme lors du départ de la patiente malgré une longue discussion avec son intervenante. Elle quitte son foyer sans dire où elle va et sans donner de nouvelles. Nous tentons de la rejoindre, sans succès, par l'intermédiaire de quelques personnes de son entourage. La travailleuse sociale reçoit sur sa boîte vocale des messages d'individus louches lui disant de ne plus chercher à rejoindre la patiente. Nous sommes très inquiets... Finalement, après cinq longues journées, elle appelle son intervenante à son secours : elle est la proie d'un milieu antisocial qui a abusé de sa confiance et l'a enrôlée dans des activités de prostitution. Ses cartes d'identité et ses effets personnels ont été dispersés. Elle a été emmenée dans un lieu à l'extérieur de Montréal et elle est incapable de retrouver son chemin ; elle souhaite rentrer à la ressource. L'intervenante réussit à identifier l'endroit où elle se trouve et à la ramener à la ressource. La patiente est affaiblie, son hygiène est négligée et son angoisse se traduit par des propos désorganisés. Elle est momentanément rassurée et heureuse d'être de retour à la ressource, mais cela dure peu.

Devant la persistance des troubles du comportement de cette patiente, nous devons envisager un dernier recours :

une demande d'ordonnance de traitement et d'hébergement. Cette ordonnance octroyée par un juge établit un cadre légal et oblige tout patient à se conformer aux exigences liées à ses suivis psychosociaux et à sa ressource. Au-delà de la contrainte réelle engendrée, cette ordonnance a une grande puissance symbolique. Toutefois, puisqu'il s'agit d'une contrainte importante relativement aux droits et libertés, elle doit reposer sur des arguments solides tels l'inaptitude de la patiente à donner un consentement éclairé sur ses soins et son hébergement. Je suis donc allée au Palais de justice accompagnée de la travailleuse sociale et nous avons chacune présenté en cour notre long rapport et répondu aux questions détaillées du juge. La patiente, soutenue par son avocat, était présente et attentive. À la surprise du juge, et en contradiction avec la démarche habituelle de contestation des patients, elle a exprimé son accord avec la demande de sa psychiatre de lui imposer un suivi et un hébergement. Le juge, étonné mais sensible au bien de la patiente, accorda cette demande d'ordonnance de traitement pour une année.

* * *

Une demande d'ordonnance de traitement constitue toujours une démarche très délicate. Le psychiatre est souvent placé dans la position paradoxale d'imposer une grande blessure au patient (la contrainte et tout ce qu'elle implique pour son estime de lui-même) dans l'espoir d'un plus grand bien quant à son état de santé. Ceci met à l'épreuve le lien de confiance crucial entre un psychiatre et son patient. Or, dans le cas de cette jeune femme habituée depuis son enfance à un cadre strict, la situation est autre ; l'ordonnance de traitement a une valeur de réassurance et de sécurité, et elle en est reconnaissante malgré son discours contestataire quotidien.

Malgré tout, nous avons bien des inquiétudes au sujet de cette jeune patiente démunie devant la vie : une enfant dont on avait dit qu'elle était désormais adulte. Il y a tant de choses qui lui manquent pour faire face à la vie, et comment faire un rattrapage accéléré ?! L'ordonnance de traitement qui fut accordée de justesse permettra certainement d'accomplir un début de travail avec elle, mais que se passera-t-il une fois l'année terminée ? Le lien de confiance avec son équipe sera-t-il suffisant pour maintenir les acquis ?

O. B.

* * *

Devant cette « enfant », on ne peut qu'avoir pitié. Un peu la pitié du chirurgien qui doit en un sens oublier la personne qui demande aide et tendresse pour lui offrir un remède douloureux.

Cette jeune femme souhaite la liberté au moment où elle fait la preuve qu'elle ne peut pas l'exercer. Le soignant ne peut que la contredire et son aide implique à la fois fermeté et douceur.

Jusqu'à quel degré la pitié doit-elle intervenir ? Sous quelles formes peut-elle s'affirmer ? À quoi bon la miséricorde quand son résultat est contraire au bien de la patiente ? C'est ainsi qu'on en vient parfois à une décision inévitable : la clinique, l'hébergement, la clôture. Comme nous faisons souvent pour les tout jeunes enfants : seules des barrières peuvent les empêcher de se jeter dans la piscine. Et malgré tout, il en est qui se noient. Tel est parfois le verdict du thérapeute consciencieux qui se souviendra qu'il est parfois aussi de mise chez les oiseaux toujours prêts à s'envoler : la cage seule les sauvera... La cage ou la filiation forcée à un groupe d'accueil.

Un autre constat s'impose même si ses implications sont pénibles : on ne refait pas son passé et ici le souvenir s'avère éprouvant, et pour cette femme et pour les personnes qui souhaitent lui venir en aide.

Cette jeune femme est une enfant, en ce sens qu'elle ne reviendra pas sur son passé trouble, tellement engagée à inventer son imprévisible liberté. C'est ainsi que des enfants innocents ne cessent de pratiquer des jeux douteux.

Cela m'amène à réfléchir sur le soutien à long terme que l'on peut ou que l'on doit apporter à ce genre de personne. Y a-t-il vraiment mieux à faire que de les aider durant leur « voyage », comme on accompagne un ami dont on sait qu'il peut lui arriver des rechutes ?

Le meilleur que l'on puisse faire est d'accepter qu'il en soit ainsi, comme on offre un appui à un enfant boiteux en sachant qu'il ne marchera jamais correctement.

Ici apparaissent et l'effort du soignant et les limites des soins psychiatriques. La légèreté de cette femme, jusque dans ses appels à l'aide, signifie une fois de plus à quel prix le thérapeute, s'il est honnête, doit accepter moins l'échec inévitable que la démarche du moindre mal.

Seule une spiritualité du provisoire peut aider à offrir cette forme d'aide. Une spiritualité qui permette d'accepter et le tout et le rien en se disant comme Thérèse de Lisieux que tout est grâce, quoi qu'il arrive.

B. L.

19

Un compromis avec la dépendance et la régression

Emmanuelle J. est une femme de 52 ans, célibataire et sans enfant. À la suite de complications médicales à sa naissance, elle développe un problème d'épilepsie confirmé tardivement à ses 13 ans. Elle est la deuxième d'une famille de quatre enfants, dont deux sœurs et un frère qui s'est suicidé il y a plus de 10 ans. Sa mère est décédée il y a quatre ans ; et son père, un ingénieur à la retraite et âgé de 80 ans, vit avec l'aînée de la famille.

Lors de son premier contact avec la psychiatrie, madame travaille comme secrétaire médicale depuis 15 ans et vit seule en appartement de façon autonome. À la suite de difficultés au travail (abolition de son poste avec relocalisation), elle développe un tableau dépressif majeur avec des sentiments paranoïdes de surveillance et de médisance par ses collègues de travail. À son congé de l'hôpital, elle est en rémission de sa dépression et rien ne laisse présager qu'elle ne pourra pas retourner à son niveau d'autonomie et de fonctionnement antérieurs. C'est ainsi qu'il y a cinq ans, débute avec moi son suivi en clinique externe, suivi qui prendra au fil du temps une tournure inattendue.

Sans qu'il soit possible de comprendre facilement pourquoi, la patiente oscille entre des périodes où elle se sent bien moralement et physiquement et d'autres

– d'une durée de plusieurs semaines – où elle se laisse aller, passe de longues heures couchée dans la journée, néglige son alimentation... Il nous est difficile d'identifier les facteurs déclencheurs de ces épisodes négatifs qui suggèrent davantage une attitude régressive qu'une rechute de sa dépression majeure. Elle est insatisfaite de sa vie. En même temps, elle met en échec toutes les suggestions qui pourraient lui occasionner un mieux-être. Perfectionniste, elle exprime surtout une anxiété paralysante face à son image d'elle-même (sa tenue vestimentaire négligée, son appartement peu rangé) que renforce son laisser-aller. La médication n'apporte aucun changement à son état. Elle se sent incapable de fonctionner au travail. Elle se met à verbaliser des idées suicidaires aux membres de sa famille qui s'alarment et, dans la crainte d'un autre suicide familial, sa sœur aînée la conduit à l'hôpital. Rapidement après son arrivée, elle voit son anxiété s'estomper, elle redevient souriante mais demeure très passive. Son équipe traitante confirme l'absence d'une dépression majeure, des traits de personnalité dépendante et une tendance à la régression. Même si elle se sent mieux, elle refuse de retourner vivre seule en appartement et accepte un hébergement dans un centre pour femmes axé sur l'autonomisation.

Je suis intriguée par l'évolution de cette patiente. Elle semble s'ajuster pauvrement à son étape de vie actuelle sans que je puisse en discerner les motifs probables. Elle collabore à son suivi, avec moi et avec sa travailleuse sociale, parfois activement et parfois avec une grande passivité. Il lui est difficile de parler d'elle-même au-delà d'aspects très concrets de la vie quotidienne et d'entrer en contact avec ses émotions troublantes. Au fur et à mesure que le suivi avance, j'apprends son vécu d'enfant solitaire surprotégée par des parents inquiets mais aussi très honteux de son épilepsie, restée longtemps cachée. Elle parle de sa sœur aînée dominante à laquelle elle se soumet et de son malaise lors des rencontres familiales où elle s'est toujours sentie mise à l'écart et peu considérée. Il ne lui semble pas possible d'être acceptée telle qu'elle est. Il lui déplaît d'être traitée comme l'enfant fragile de la famille, mais elle ne réalise pas que son comportement contribue à nourrir la perception des siens. Il ne lui est pas facile de percevoir le sentiment latent de frustration qui l'habite – à l'endroit de sa famille mais aussi de son équipe traitante – et encore bien moins l'actualisation de cette frustration dans ses actes négatifs nombreux au centre d'hébergement.

Après deux années infructueuses à la ressource, la patiente semble revenue « à la case départ ». Elle reconnaît un combat intérieur entre son désir d'autonomie et son désir de « se laisser aller » ou de « se faire prendre en charge ». Elle recherche – dira-t-elle – un monde où elle pourrait vivre sans souci et sans effort. Malgré l'utilisation de différentes stratégies pour tenter de l'aider à développer sa confiance en elle-même et à clarifier ses sentiments ambivalents, elle collabore de moins en moins, s'enferme dans sa chambre, refuse de s'alimenter et de prendre sa médication, verbalise des propos suicidaires, ce qui lui vaut d'être reconduite à l'hôpital. Là, elle se sent bien, socialise, a bon appétit et dort sans problème. Elle est rencontrée par son psychiatre de l'interne qui lui reflète, de nouveau, qu'elle ne souffre ni de dépression ni d'aucune maladie justifiant une hospitalisation en psychiatrie. La patiente, ou devrais-je plutôt dire ses équipes traitantes de l'interne et de l'externe, doivent se résigner à une orientation en famille d'accueil.

Or, contre toute attente, elle s'ajuste bien à cette nouvelle situation. Elle trouve dans sa famille d'accueil un milieu chaleureux et accueillant formé du couple propriétaire et des cinq autres bénéficiaires. Elle sort régulièrement faire des courses personnelles et s'est inscrite de sa propre initiative à un atelier thérapeutique sur la confiance en soi. Elle garde des contacts avec sa famille selon des modalités qui lui conviennent davantage. Je tente d'examiner avec elle les facteurs qui contribuent à son bien-être en famille d'accueil. Elle me mentionne qu'elle s'y extériorise davantage, c'est-à-dire qu'elle se permet d'être qui elle est. Elle intervient et donne son opinion. En retour, elle reçoit des signes d'appréciation, ce qui nourrit son estime d'elle-même. Il n'y a plus de pression, plus d'exigence ou d'attente que celles d'une vie en famille nombreuse. Elle peut s'épanouir à son rythme. Les comportements régressifs se sont apaisés. Bientôt, il n'y aura plus lieu de maintenir son suivi en psychiatrie. Il faudra la laisser vivre tout simplement et s'assumer. Voilà une histoire qui finit bien.

* * *

Malgré plusieurs hypothèses, je dois avouer que ce qui a amené cette patiente à atteindre l'extrémité de ses limites de fonctionnement garde encore pour moi une partie de mystère. Son évolution m'a longtemps inquiétée, puis surprise et réjouie. Par ailleurs, me voici face à un paradoxe : l'orientation en famille d'accueil qui m'apparaissait comme étant l'option la moins prometteuse, parce qu'à risque d'aggraver son attitude régressive, se révèle, en fait, la plus salutaire, celle où elle a pu amorcer un cheminement d'appropriation d'elle-même et de sa vie. Cette « deuxième » famille semble lui offrir une « deuxième chance » ou l'équivalent d'une expérience émotionnelle correctrice, lui permettant de ré-expérimenter plus sainement des enjeux difficiles ou non résolus. Je lui souhaite une vie plus douce...

O. B.

* * *

Ce sont peut-être ses souvenirs désagréables qui laissent Emmanuelle J. en proie aux contradictions que favorise également son âge : aimer et ne plus aimer, fuir et chercher de l'aide, être seule et chercher la compagnie, manger et ne plus manger...

N'est-il pas normal en un sens qu'ayant alterné entre la vie de famille d'abord, puis l'isolement en appartement et finalement la famille d'accueil, elle ait été comme ambivalente : tantôt déprimée et tantôt bien-portante ? J'estime que cette femme aurait trouvé dans le mariage sa solution mitoyenne et son équilibre émotif, entre la communauté familiale pour laquelle elle semble plutôt douée et qui oblige à être moins perfectionniste, et la solitude en appartement qui lui donne l'illusion d'être autonome.

Emmanuelle J. ne sera jamais satisfaite et je ne crois pas que la psychiatrie puisse corriger sa double tendance : se fusionner tout en aspirant à l'indépendance, ou être seule avec le désir d'être en relation...

B. L.

20

Que ferai-je de mes idées suicidaires chroniques ?

Patricia B. a 43 ans ; elle est séparée de son mari depuis un an et mère d'un fils de 9 ans dont elle a la garde légale. Madame a occupé une succession d'emplois divers : commis de bureau, vendeuse dans un magasin, entretien ménager. Elle conserve présentement un emploi de caissière dans un restaurant, mais elle est en arrêt de travail depuis sa séparation conjugale, arrêt de travail signé par son médecin de famille en raison d'un tableau dépressif. Malgré un certain soutien financier de son ex-mari, sa situation financière demeure précaire en raison de dettes accumulées au fil des ans et d'une difficulté chronique à suivre un budget. Dans la dernière année, elle se présente à trois occasions à l'urgence de notre hôpital en raisons d'actes suicidaires sous forme de prise d'une vingtaine de comprimés d'un anti-inflammatoire ingurgités sous l'effet de l'alcool. À chaque occasion, elle appelle le 911 et une ambulance l'amène à l'hôpital.

La patiente est orientée en clinique externe de psychiatrie après sa troisième visite à l'urgence. En consultant son dossier, je constate qu'elle a déjà été suivie dans notre service de clinique externe pendant près de 12 années, soit de l'âge de 20 ans à l'âge de 32 ans. Elle présentait un mal de vivre profond greffé sur un douloureux vécu d'inceste. Ce mal de vivre s'exprimait, de façon variable, sous forme de symptômes dépressifs et anxieux. Pendant cette période, elle avait plusieurs fois commis des gestes suicidaires mineurs (par médication) et des gestes automutilatoires (lacérations des bras avec une lame de rasoir). Elle décrivait une colère intérieure intense, une hypersensibilité au sentiment d'abandon et des difficultés relationnelles oscillant entre une peur de l'intimité et un grand besoin de dépendance. Dans le cadre de ce premier long suivi en psychiatrie, il lui fut reflété que ses difficultés étaient associées à des vulnérabilités de la personnalité suggérant une problématique de trouble de personnalité limite (« borderline » en anglais). Le suivi s'était progressivement espacé jusqu'à prendre fin 12 ans plus tard, au moment où elle rencontrait celui qui allait devenir son mari.

Lors de ma première rencontre avec la patiente, nous constatons ensemble que 11 années se sont écoulées depuis son dernier rendez-vous en clinique externe. Elle confirme une période de stabilité émotionnelle relative et une satisfaction de sa vie familiale jusqu'à la découverte, il y a deux ans, de l'aventure extraconjugale de son conjoint. Depuis ces évènements, elle se sent dépassée, dépressive, colérique et non en contrôle de ses émotions ; elle ne se sent plus capable de rien faire, dira-t-elle. Il y a eu retour de ses idées suicidaires et automutilatoires. Elle recherche la médication qui la « guérira » de son trouble de personnalité limite, qu'elle considère comme une maladie biologique, et se montre surprise des piètres résultats obtenus jusque-là avec les essais pharmacologiques, pourtant nombreux, tentés par son médecin de famille. Elle voit peu de changement dans son état depuis deux ans, malgré le soutien impressionnant d'un nombre important d'intervenants en première ligne : travailleurs sociaux pour elle et son fils, accompagnement à domicile, thérapie individuelle et de groupe. La présence de tous ces intervenants bien intentionnés – et inquiets – me semble être une arme « à double tranchant » : elle encourage la tendance naturelle de la patiente à la régression et à la dépendance.

Au cours de cette première rencontre, j'effectue plusieurs interventions auprès d'elle : d'une part, validation de sa souffrance émotionnelle et de ses adversités ; d'autre part, reflet de son attitude de déresponsabilisation et de ses attentes « magiques » envers la médication et envers moi. Je mets l'accent sur la réapparition de ce que j'appelle, avec son accord, sa « mauvaise habitude » ou « sa vieille cassette » en désignant ses pensées suicidaires et automutilatoires chroniques. Je la confronte au choix qui est le sien : celui de se prendre véritablement en mains, avec l'aide des services offerts, durant cette période éprouvante de sa vie ou bien de « se laisser aller ». Je lui communique mon opinion sur la médication qui ne constitue pas le volet thérapeutique principal pour sa problématique ; la médication lui est donnée afin de tenter de réduire son débordement émotionnel mais ne pourra pas agir sur les causes sous-jacentes à celui-ci. Seul un travail sur elle-même permettra d'apaiser éventuellement ses difficultés émotionnelles. C'est un travail dans lequel elle doit choisir de s'engager. Je lui propose quelques rencontres additionnelles afin de l'aider à préciser sa motivation.

À la rencontre subséquente, la patiente m'apprend qu'une voisine a fait un signalement à la DPJ à la suite de propos de son fils concernant l'impatience de sa mère et ses crises de colère. Bien que cet évènement soit très douloureux, la patiente me semble avoir légèrement progressé dans une tentative de se reprendre en mains et dans ses efforts de réflexion pour mettre des mots sur certaines de ses émotions. Elle reconnaît le désir de « s'en sortir » et garde de l'espoir malgré la présence récurrente de ses pensées pessimistes et de ses idéations suicidaires. Sa relation avec son fils demeure très importante pour elle, même si elle a tendance à minimiser l'impact potentiellement négatif de ses difficultés émotionnelles sur l'évolution de celui-ci. Elle accueille avec beaucoup d'enthousiasme le soutien intense apporté par l'intervenante de la DPJ. Elle perd, en contrepartie, la plupart des autres soutiens du CLSC.

Lors de notre troisième rencontre, la patiente me raconte qu'au cours des dernières semaines elle se sentait beaucoup mieux et avait repris confiance en l'avenir, et ce, en grande partie grâce au soutien de son intervenante de la DPJ. Or, elle vient tout juste d'apprendre que la DPJ recommandera à la cour de lui retirer la garde de son fils afin de la confier au père. Elle est sous le choc de cette nouvelle et surtout très en colère. Elle rapporte une réapparition de ses idées suicidaires. Elle a toujours dit qu'elle ne pourrait vivre sans son fils, dont elle reconnaît le rôle de « bouée de sauvetage ». Elle craint de faire un geste suicidaire à la suite de sa comparution en cour, risque dont elle a déjà avisé tout son entourage. De façon étonnante, cette décision de la DPJ entraîne un autre revirement dans le soutien professionnel offert : après s'être vu retirer les services du CLSC, la patiente perd le suivi de son intervenante de la DPJ. Ainsi, elle fait face à une offre de services des plus réduites au moment où son adversité atteint son pic d'intensité.

Le contexte de cette rencontre me permet une intervention ferme mais empathique qui, je l'espère, lui permettra de cheminer. D'une part, je lui reflète qu'elle a, indéniablement, fait des efforts de mobilisation importants et qu'il m'est déjà possible, malgré le court suivi, de noter un développement dans ses capacités d'auto-observation. D'autre part, je lui réitère qu'elle se situe, à mon avis, à une croisée des chemins : elle doit choisir la façon dont elle veut faire face à cette adversité douloureuse. Choisira-t-elle de se laisser aller ? Ou plutôt d'utiliser cet évènement de vie très difficile et son désir d'une relation mère-fils plus saine comme le point de départ d'un véritable travail réflexif sur elle-même pouvant la conduire à un mieux-être et un mieux-vivre éventuels ? Je l'invite à réfléchir sérieusement à cette question et je lui mentionne que si elle choisissait de son plein gré d'investir dans une démarche personnelle, je serais heureuse de lui offrir un suivi en psychiatrie, et de lui ouvrir la possibilité d'une psychothérapie avec un psychologue de mon équipe, selon sa motivation.

Au cours de cette rencontre, j'ai le sentiment d'un échange authentique avec la patiente. Comprenant l'importance d'une réponse véritablement sentie, elle m'indique qu'il lui faut réfléchir à ma proposition. Nous convenons qu'elle communiquera avec moi si elle décide de se prévaloir de mon offre d'un engagement thérapeutique. Elle quitte mon bureau en me remerciant. Je la vois partir en songeant à la date de sa comparution en cour dans moins de deux semaines... Quel chemin choisira-t-elle ?

* * *

L'évaluation et l'intervention thérapeutique auprès d'une personne ayant un trouble de personnalité et chroniquement suicidaire présentent un défi au long cours. Cela demande le plus souvent du psychiatre, ou de tout autre intervenant, un dosage délicat entre l'expression persévérante d'une empathie sincère face à la souffrance exprimée – quoique de façon malsaine – à travers les menaces suicidaires, et le maintien d'une attitude de fermeté quant à la responsabilisation et à l'importance d'un travail réflexif personnel. C'est seulement au fil d'un tel cheminement psychologique – à court, moyen ou long terme selon le patient – que la personne pourra apprendre à mieux se connaître et à aménager un espace de réflexion permettant, entre autres, la mise en mots des émotions intenses plutôt que leur expression en actes impulsifs et potentiellement dangereux. Pour le psychiatre, ou tout autre professionnel de la santé impliqué, cela requiert la capacité de tolérer les inquiétudes liées à certains comportements ou menaces. Cette vignette illustre également les défis thérapeutiques à travers les variations importantes qui surviennent parfois dans les services reçus ou acceptés par ces patients, avec des excès potentiels dans les deux sens : le trop et le pas assez.

O. B.

* * *

Patricia B. a besoin d'être aimée toujours. Ce qui est normal. La preuve en est qu'elle a l'habitude et l'habileté de le faire savoir souvent. Ce mal de vivre profond se comprend.

La question reste de savoir si cette personne, qui a l'art de recommencer sa thérapie, est apte au progrès de sa santé intérieure.

Elle a eu la chance... et a couru le risque de multiplier les interventions thérapeutiques. D'une part, elle mérite d'être écoutée, mais d'autre part, à force de se confier et d'être si souvent déçue, elle risque de ne jamais guérir en profondeur, retombant dans le même pattern. Comme ces enfants qui se plaignent toujours, autant pour être soulagés que pour être écoutés. L'être humain est complexe. Il y a des souffrances, des personnes qui appellent plutôt des interventions ponctuelles, au point que l'intervention continue du thérapeute risque l'inutile répétition et le retour au dossier de départ.

J'admire la patience et la volonté d'aider de la thérapeute, mais je continue à me questionner sur le résultat final.

J'aimerais vous suggérer une autre voie que celle à laquelle votre profession vous oblige, et vous inviter, vous qui avez le don de compassion, à poursuivre des soins d'un autre ordre.

Peut-on par exemple convaincre Patricia B. de l'importance de vivre pour son fils ? Mais cela suffira-t-il ? Le don de soi à autre que soi n'entraîne-t-il pas quelquefois un dépassement inattendu ?

Comment convaincre Patricia B. qu'elle a beau être marquée à jamais, la puissance d'aimer en elle est une réalité primordiale et l'amour est encore possible. Je connais pour ma part des gens qui souffrent de cancer, qui acceptent qu'il en soit ainsi et qui trouvent dans l'acceptation même de la blessure une voie positive de guérison à long terme, par intervalles.

B. L.

21

Entre ici et mon pays d'origine

Adrienne Q., âgée de 28 ans, est originaire d'Haïti et secrétaire de formation. Nouvellement immigrée à Montréal depuis moins d'un an, elle est mariée et mère d'un enfant de quatre mois au moment de son premier contact avec nos services de psychiatrie. Son mari travaille depuis plusieurs mois dans une compagnie de télémarketing ; infirmier de formation dans leur pays, il prévoit s'inscrire prochainement à une formation d'infirmier auxiliaire.

Elle est hospitalisée en psychiatrie en postpartum pour un tableau fruste suggérant une psychose qualifiée, au mieux, de non spécifique : brusquement, quelques jours avant son admission à l'hôpital, elle développe un regard perdu, une attitude perplexe qui suggère de la confusion, une fatigue aigüe due à plusieurs nuits blanches, et une indifférence apparente, toute nouvelle, aux soins à donner à sa fille, alors qu'elle avait démontré auparavant des signes clairs d'une bonne relation d'attachement maternel, selon son mari. Son évolution progresse lentement pendant les deux mois de son hospitalisation, après une longue période de repli sur elle-même accompagné d'un manque d'intérêt pour sa fille, qu'elle ne voit plus que brièvement lors des visites de son mari. Le couple étant très isolé, celui-ci abandonne son travail afin de rester avec l'enfant à la maison. L'état de la patiente finit par s'améliorer après un changement pharmacologique : elle dit alors s'ennuyer de sa fille et regretter d'avoir dû mettre fin à l'allaitement maternel. Elle peut, désormais, rentrer à la maison moyennant la mise en place d'un soutien pratique par le CLSC et d'un suivi en clinique externe avec la travailleuse sociale de mon équipe et moi.

Lors de notre première rencontre, la patiente est accompagnée de son mari et de son bébé de six mois. Les conjoints confirment son évolution favorable, monsieur ayant retrouvé la femme qu'il a épousée, dira-t-il. Elle s'occupe avec attention et amour de leur fille, à laquelle elle donne des signes d'affection et montre une sensibilité maternelle bien visible au cours de notre rencontre. Je constate que le couple souhaite oublier l'épisode douloureux récent. Les deux conjoints, et tout particulièrement madame, ont tendance à minimiser les symptômes récents de la patiente qui demeurent flous et peu développés. Elle va jusqu'à remettre en question la pertinence d'avoir été hospitalisée en psychiatrie. Elle-même et monsieur sont réticents face à l'usage de la médication et demandent à clarifier le moment où elle sera cessée. La notion de psychose, comme description du trouble de la patiente, leur est difficile à saisir et encore davantage à accepter. Monsieur en cherche la cause spécifique. Délicatement, je tente de les amener à me parler de l'impact d'un problème de santé mentale dans la culture haïtienne. Monsieur mentionne avec hésitation les nombreux appels téléphoniques de la famille restée en Haïti, qui s'est insurgée contre l'hospitalisation et la médication, encourageant monsieur à reprendre les choses en mains. Madame, quant à elle, bien que de religion chrétienne catholique, aurait des croyances en la sorcellerie, que son conjoint ne partage pas et sur lesquelles elle ne souhaite pas s'expliquer.

De toute évidence, monsieur et madame sont des personnes courageuses et fières qui souhaitent contribuer de façon autonome à la société. Au fil du suivi en clinique externe, j'apprends que la patiente est une personne timide avec une nature anxieuse au long cours et des préoccupations facilement excessives liées à sa santé physique. Lors de nos rencontres, que celles-ci soient individuelles ou en couple, elle demeure réservée, voire parfois fermée. Elle revient inlassablement sur la non-pertinence de l'hospitalisation et le désir de cesser la médication, et ce, même après un deuxième épisode psychotique suivant l'arrêt du traitement. Elle est peu encline à me parler de sa culture ou de son histoire personnelle. J'apprendrai seulement qu'elle a plusieurs demi-frères et une demi-sœur et que ses parents se sont séparés lorsqu'elle était en bas âge. Elle a vécu dans différents milieux familiaux avec des figures maternelles changeantes. Son père et sa mère, tous deux encore en vie, considèrent que ses problèmes récents sont liés à un manque de pratique religieuse et l'encouragent à prier davantage.

La patiente ne souscrit aucunement à l'idée d'avoir une « maladie » et j'ai moi-même de la difficulté à statuer avec certitude sur la nature de ses difficultés. À juste titre, elle considère que son contexte de vie a joué un rôle prépondérant dans le trouble l'ayant conduite à l'hôpital. Elle raconte son sentiment de déracinement devant une émigration décidée surtout par son mari ; le choc de se retrouver privée de sa famille à ce moment intense de la vie – l'arrivée d'un enfant – où les femmes haïtiennes sont habituellement abondamment entourées et aidées ; l'isolement social renforcé par les grands froids de l'hiver québécois, son incapacité de se déplacer dans une ville étrangère et les heures de travail prolongées de son conjoint qui se montrait peu disponible après une journée éreintante. Or, à l'heure actuelle, plaidera-t-elle, sa situation est bien différente : elle s'est acclimatée à son nouvel environnement et le couple a développé des relations d'amitié ; elle ne reste plus seule à la maison, ayant entrepris une formation en restauration tandis que sa fille évolue bien en garderie et que son mari poursuit sa propre formation. Après deux années de suivi en clinique externe, elle réclame de cesser de nouveau la médication, rejetant l'idée d'un risque de rechute psychotique malgré la récidive d'un tel épisode, quoique moins intense, lors de la première cessation de la médication. Son mari renforce sa demande et nous convenons donc de procéder à l'arrêt progressif de son antipsychotique.

* * *

Cette vignette illustre trop simplement la complexité des enjeux psychiatrie-culture. Un de ces enjeux concerne la conceptualisation diagnostique. Par exemple : peut-on véritablement dire ici que cette patiente souffre d'un trouble psychotique au sens de « maladie » ; ou bien cette jeune femme de nature anxieuse a-t-elle plutôt manifesté une réaction sévère d'ajustement d'ordre psychotique lorsque confrontée au contexte de vie très stressant d'une mère nouvellement émigrée ? Cette question ne relève pas seulement d'un intérêt théorique ; elle a une portée clinique majeure, entre autres, sur le plan du pronostic, c'est-à-dire sur les projections concernant l'évolution ultérieure de la santé psychologique de cette femme et, donc, sur le plan des recommandations quant à la médication et aux facteurs de risque et de protection psycho-sociaux. Je demeure avec plusieurs questions sans réponse et peut-être l'avenir saura-t-il m'informer. Toutefois, je ne veux pas sous-estimer les forces de chacune et de chacun.

O. B.

* * *

Cette jeune épouse représente peut-être un cas typique de la rencontre de deux cultures à ses débuts. Elle est à peine canadienne, et toute haïtienne encore, avec ce que cela comporte de fidélité à sa famille et à ses origines. Les nouvelles réalités s'imposent à elle avec une grande rapidité. Il faudra du temps et de la patience clinique pour l'amener peu à peu à considérer, dans sa vie intérieure, Haïti comme une « province » au sein du nouveau pays qu'est devenu pour elle le Québec. Ce passage à la nouvelle patrie exigera du temps. Le temps de l'esprit est plus coriace que celui du cœur. Changer de pays c'est en tout premier le lieu de la réflexion à long terme. Par exemple, le cœur de tant de Français qui sont pourtant citoyens canadiens et ont des enfants canadiens, n'en finit pas de retourner en France. Le fait que madame reçoit encore mal la décision de son mari d'émigrer au Canada laisse croire que son adaptation leur demandera à tous deux une grande patience.

Il est à noter cependant qu'Adrienne Q. ne souffre pas tant de solitude et d'incompréhension que d'un lien trop constant avec son pays d'origine et sa famille en Haïti, qui semble avoir plus d'importance pratique que son insertion au Canada. Tous ces appels téléphoniques de la famille retardent ou même annulent l'effort médical pratiqué à Montréal. Le fait qu'elle garde encore des croyances en la sorcellerie n'aide pas, ni elle, ni son mari qui n'est pas d'accord, ni le traitement psychiatrique. Il y a là un obstacle majeur à la guérison immédiate d'Adrienne Q.

Cette personne mérite encore plus que d'autres patients l'attention que les services psychiatriques lui offrent : elle est jeune, elle est capable d'engagement familial et social. Déjà secrétaire de formation. Son mariage manifeste qu'elle est une femme sensible à tout ce qui est relationnel. D'autre part, le fait que son enfant grandira au Canada l'obligera à repenser constamment son statut. J'ai confiance pour ma part, d'autant plus qu'elle a déjà retrouvé temporairement sa forme. Des obligations familiales accrues la conduiront, je crois, à reprendre son souffle, à se détacher des avis de sa famille, et j'estime, comme sa thérapeute, qu'il ne convient pas dans les circonstances de « sous-estimer les forces de chacun, de chacune ».

L'histoire des mœurs humaines enseigne que le devenir est une loi de la nature, qui nous permet de croire en l'avenir.

B. L.

22

Un dur passage à l'âge adulte

Abhilash R. est un jeune homme de 18 ans. Il vit avec ses parents et ses deux sœurs cadettes âgées respectivement de 15 et 12 ans. Ses deux parents sont d'origine indienne, mais il est lui-même né à Montréal. À grand-peine, la mère assure le gagne-pain familial ; en effet, depuis plus d'une quinzaine d'années, le père souffre d'une schizophrénie importante qui le rend inapte au travail. Aujourd'hui, je rencontre monsieur pour la première fois, d'abord en compagnie de ses deux parents et ensuite seul. Il m'est référé en clinique externe par le CLSC où sa mère a consulté, inquiète du changement de comportement de son fils.

Monsieur a été expulsé de son école il y a six mois à cause de retards et d'absentéisme marqués aux cours. Ainsi, à la grande déception de sa mère et à la sienne, il n'a pu terminer sa cinquième année de secondaire. Il confirme l'importance que revêtent les études pour lui et son désir de faire quelque chose « de bien » dans la vie. Il ne sait pas pourquoi il arrive en retard à l'école. Il manque de motivation et il a de la difficulté à se mettre en mouvement. Sa mère rapporte une lenteur excessive dans ses gestes quotidiens, ses repas et son hygiène personnelle : une heure et demie pour la douche ; une heure pour le brossage des dents ; un long déjeuner où il mastique avec soin chaque bouchée. Les repas sont prolongés également par des gestes répétitifs tels que prendre son assiette et la mettre sur ses genoux. Il associe confusément ce geste à la possibilité que les voisins l'épient à travers la fenêtre. Sa mère observe d'autres comportements étranges que le patient reconnaît. Ainsi, il se regarde fréquemment dans le miroir. Il est préoccupé par des changements – non objectivables – sur son visage, changements dont il ne peut préciser la nature mais qu'il cherche à camoufler en marchant la tête baissée et en portant constamment la main devant son visage.

Depuis plusieurs mois, il a développé une religiosité nouvelle. Bien que sa mère soit de religion hindouiste et que son père se désigne comme athée, il s'est mis à lire la Bible et à prier ardemment. Il remercie Dieu à haute voix à chaque fois qu'il prend un aliment ou un verre d'eau. Il mentionne avoir été sauvé par Jésus Christ, sans préciser davantage. Il est très touché par la souffrance humaine, particulièrement celle liée à la guerre civile en Syrie, et se sent responsable d'aider les autres. Ainsi, au cours de sa journée, il note sur des dizaines de petits morceaux de papier la situation des gens en détresse pour lesquels il souhaite prier.

Ce jeune homme se décrit comme ayant toujours été timide. Auparavant, il avait de bons amis ; maintenant, il s'isole à la maison, sortant de moins en moins. Ses parents diront de lui qu'il s'agit d'un « bon garçon ». Sa mère fonde de grands espoirs en lui, son aîné. Toutefois, devant les changements récents dans son comportement, elle craint qu'il ne devienne comme son père et ne puisse réussir sa vie. Elle a travaillé si fort afin qu'il puisse s'instruire et obtenir un bon métier. Et voilà qu'il met son avenir en péril… La mère relate une vie très difficile marquée par l'isolement et la stigmatisation au sein de sa famille et de celle de son mari, en lien avec la maladie de celui-ci. Le père confirme la dureté de son propre père à son endroit et ses attentes élevées à l'endroit du patient, son petit-fils. Le père parle spontanément de sa maladie, la schizophrénie, dont il dira qu'elle demeure difficile à stabiliser malgré une lourde médication. Il se sent lui-même très isolé et insatisfait de sa vie. Il ne souhaite pas que son fils subisse le même sort que lui.

Lorsque je rencontre le patient seul, il m'apprend que la famille vit dans un tout petit appartement et qu'il doit, ainsi, dormir dans le même lit que ses deux sœurs. Il n'y a pas de lieu où il peut s'adonner tranquillement à ses devoirs. Très proche de sa mère, il souffre de l'absence d'un lien significatif avec son père malgré la présence quasi constante de ce dernier à la maison. Il est sensible au fait que son père souffre d'une maladie grave qui l'empêche de vivre une vie « normale ». Il se fait discret lorsque je le questionne sur l'impact plus spécifique de cette maladie sur sa relation fils-père. Il révèle enfin que, sous l'effet de l'alcool, son père lui lance de durs reproches, le traitant d'ingrat et de paresseux, ce qu'il excuse facilement, en jeune homme déjà porteur du sens de responsabilité précoce des enfants appelés à soutenir un parent fragile.

* * *

J'ai voulu esquisser le portrait d'un jeune homme touchant, sympathique et intelligent qui fait face à plusieurs défis : la pauvreté, les attentes élevées de sa famille, son vécu de fils d'un père aux prises avec la schizophrénie, sa propre santé mentale fragile et la crainte implicite d'une évolution défavorable comme celle de son père. Il accepte un suivi régulier en psychiatrie. Bien qu'il soit opposé à l'idée de prendre une médication, il semble apprécier l'offre d'un lieu où il pourra venir parler non seulement de ses difficultés, mais aussi – et surtout – de ses aspirations. Également, dans le contexte d'une dynamique familiale douloureuse, il me faudra demeurer attentive à la pertinence de proposer des interventions familiales potentiellement aidantes selon l'ouverture du patient et l'évolution de ses besoins.

O. B.

* * *

À 18 ans, Abhilash R. est un enfant déçu. En même temps, il a déjà accompli un bon bout de chemin puisqu'il approche de la fin du secondaire. C'est aussi un « adolescent » qui oublie de prendre le tournant de la vie adulte. Il a eu des amis, mais aujourd'hui c'est lui-même qu'il privilégie, jusqu'à se contempler dans un miroir.

Cependant, il n'est pas seul en cause. J'accorderais à la peur de sa mère et à la déception qu'elle éprouve une importance plus grande que la maladie de son père, une importance majeure. Au lieu de jouer le rôle normal de la protectrice, elle le bloque dans son élan vers l'avenir. Comment contrecarrer cette peur de l'avenir commune au fils et à la mère ? Comment enseigner à Abhilash R. à avancer quand la peur du lendemain lui fait si mal ? La proximité des parents est donc un sérieux handicap dans les circonstances.

Pendant ce temps, ce jeune homme développe des sentiments antifamiliaux qui vont à l'encontre des besoins normaux d'une famille. Par contre, rien ne remplace la présence du père, qu'il soit digne ou moins digne. L'imitation du père est une constante de la conduite humaine. Si le père est indigne de tant d'amour, le sentiment filial demeure. Irréfutable à sa manière. L'historiographie le confirme.

Le fait que Abhilash R. emprunte à la religion des raisons d'en sortir prouve qu'il est ouvert à de nouvelles manières de vivre la réalité qui s'est imposée à lui. Pouvoir entrer en relation avec d'autres personnes, des jeunes de son âge si possible, lui serait un grand atout. Il est en mesure d'aimer autrement, tout en souffrant – souffrance irréversible – de la conduite de son père biologique. Le cœur humain a de ces pouvoirs !

Est-ce s'éloigner des voies normales du traitement psychiatrique que de considérer en tout premier lieu la famille ? d'aider Abhilash R. à prendre conscience de tout ce qui le heurte pour l'aider à accepter la réalité ? S'il honorait son père tel qu'il est. S'il comprenait autant les peurs de sa mère que les siennes...

J'en reviens finalement au célèbre « Aime-toi et ainsi tu aimeras l'autre ». Abhilash R., en aimant davantage son père jusque dans sa souffrance et sa mère jusque dans ses peurs, deviendrait davantage solidaire de leurs faiblesses que de la sienne... et pourrait s'aimer davantage. Suis-je rêveur ou trop réaliste ?

B. L.

23

Quand le suivi offert se heurte à des attentes ambigües

Rafie D. est un homme de 49 ans, d'origine marocaine, qui vit au Québec depuis 25 ans. Il se dit de tradition musulmane quoique ni pratiquant ni croyant. Il est marié à une femme ingénieure qui est retournée vivre à Tanger il y a sept ans, son diplôme n'ayant pas été reconnu au Canada. Le couple a deux enfants, une fillette âgée de six ans et un garçon de quatre ans, qui vivent avec leur mère. Avant le début de ses difficultés professionnelles survenu il y a deux ans, il retournait plusieurs fois par année à Tanger afin d'y voir sa famille, ce qui n'est plus le cas à l'heure actuelle. Monsieur est cadre dans une grande banque de Montréal. Il est en arrêt de travail depuis deux ans et, de façon concomitante, en litige avec son employeur et avec la Commission de la santé et sécurité au travail (CSST) auxquels il réclame une compensation financière. Il en appelle maintenant à la Commission des lésions professionnelles afin de faire reconnaître sa dépression majeure comme la conséquence du harcèlement psychologique qu'il a subi, selon lui, à son travail.

Au moment de notre première rencontre en clinique externe, il revient d'un séjour dans son pays après une absence d'une année. Avant ce voyage, il avait été hospitalisé en psychiatrie en raison d'un tableau dépressif majeur sévère. À notre premier rendez-vous, il me dit que son état émotionnel ne s'est aucunement amélioré. Il se sent encore désespéré et se plaint d'un constant manque d'énergie et de troubles du sommeil importants. Il lui est difficile de vaquer à des occupations quotidiennes de base et il passe une grande partie de ses journées au lit ou prostré devant la télévision. Il revient pourtant d'un séjour au Maroc, mais il dit y avoir été dysfonctionnel. Il prend une médication significative mais n'y voit aucun impact thérapeutique. Il s'exprime longuement et avec souffrance sur le contexte professionnel ayant mené à sa dépression et à son invalidité. Il donne avec colère et émotivité de multiples détails sur la pression indue à performer sans relâche, les commentaires dénigrants à contenu racial tenus par ses collègues immédiats, la sourde oreille de son supérieur et, enfin – facteur déterminant – l'attribution de la promotion convoitée à un collègue jugé incompétent.

Au fur et à mesure que se poursuit le suivi en clinique externe, je ne peux m'empêcher de développer une certaine perplexité face à l'évolution du patient et de nos rencontres. Il m'apparaît présenter un tableau dépressif plutôt atypique. Il rapporte un laisser-aller à la maison, mais lorsque je le rencontre, il est tonique, vif et organisé dans les démarches légales qu'il poursuit avec détermination et efficacité, ce qui semble en contradiction avec ses plaintes de troubles de concentration et d'incapacité de vaquer à une activité intellectuelle. Sa façon de décrire certains de ses symptômes me fait douter de leur véracité. À chacune de nos rencontres, il verbalise son sentiment de révolte et d'injustice et relate inlassablement les expériences difficiles vécues au travail, qui ont pris désormais l'envergure d'un véritable traumatisme. Malgré une collaboration apparente et une souffrance indéniable, il s'ouvre peu à une réflexion sur lui-même ou ses vulnérabilités. Il finit par reconnaître l'importance excessive de son travail, sa source principale de valorisation à laquelle il a beaucoup sacrifié, y compris sa femme et ses enfants. Sa quête de la performance et de la perfection a pris racine, dira-t-il, dès son enfance, dans son désir de s'illustrer auprès de parents exigeants et critiques. Par ailleurs, il accepte peu l'idée que la blessure profonde à son estime de lui-même infligée par les évènements au travail constitue un facteur déterminant de ses difficultés d'ajustement, qui semblent se chroniciser.

Tout au long de son suivi avec moi, le patient maintient avec acharnement son but d'obtenir de son employeur une reconnaissance explicite de ses torts et une compensation financière. Ceci place notre suivi dans une position paradoxale, le souhait explicite du patient (le soulagement de sa dépression) se trouvant compromis par son objectif implicite (la confirmation de sa dépression comme « preuve » de la gravité des torts subis). Dans ce contexte ambigü, il cherche à répétition à obtenir de moi des rapports médicaux statuant, d'abord, sur son invalidité au travail et, ensuite, sur sa capacité de retourner à son poste auprès d'un employeur qui refuse désormais de le reprendre, et ce, pour des motifs sur lesquels le patient demeure flou. Malgré mes tentatives de clarification, je ne saisis plus très bien, après deux années de suivi, les enjeux légaux que le patient cherche à résoudre. Toutefois, je sens sa confiance accrue en une issue favorable depuis l'implication d'un nouvel avocat. Devant mes refus de prendre parti dans sa démarche en vue d'un retour dans son milieu de travail malsain, le patient abandonne son suivi avec moi.

* * *

Cette vignette vise à illustrer quelques-unes des motivations ambigües qui peuvent sous-tendre et compliquer une demande d'aide et de suivi en clinique externe. Dans cet exemple, j'ai eu le sentiment, par moment assez fort, que le patient était à la recherche de gains secondaires importants liés à ses démarches légales. Toutefois, à tort ou à raison, je n'ai pu m'empêcher de croire à la sincérité de sa souffrance, bien que nous ne partagions pas la même perception des racines profondes de cette souffrance ni des façons de l'alléger. La relation d'aide qui s'inscrit dans un contexte d'un litige face auquel le patient souhaite notre intervention directe constitue, à chaque occasion, un défi de taille avec plusieurs risques d'écueil.

O. B.

* * *

Jusqu'à quel point peut-on aider Rafie D., qui apparaît à la fois victime et acteur de sa propre vie ? Jusqu'à quel point la tolérance est-elle de mise face à un être calculateur en même temps que profondément dépendant dans sa manière de réagir aux évènements ? Ces conflits entre le légal comme lieu de justification et le moral qui exige une sincérité personnelle face à l'échec, sont souvent difficiles à gérer.

Vous vous posez avec raison la question première : jusqu'à quel point devez-vous humainement faire confiance et, comme professionnelle de la santé mentale, poursuivre votre travail malgré tous les échecs possibles ?

Il me semble que votre patient mérite un certain suivi puisqu'il a un besoin évident de soins, mais, d'autre part, il se montre trop calculateur pour profiter de la gratuité de l'aide psychologique qui lui est offerte. Dans la théologie du pardon : tu pardonnes avant d'être pardonné, tu donnes plus que tu reçois. Tu dépasses les exigences de la loi naturelle pour entrer dans la sphère de la générosité. Sauf que la thérapeute, qu'elle soit croyante ou non, doit respecter les normes de sa profession et se rappeler qu'elle se doit aussi d'être « toute à tous ». Vous ne pouvez pas accorder plus d'attention à Rafie D., devenu malade chronique, trop compromis par ses propres malheurs de citoyen, d'émigrant inadapté et d'époux tiraillé, qu'à vos autres patients.

Oui en principe à la proposition clinique, oui à la tolérance, oui aussi au pluralisme des situations en travail psychologique... Mais la qualité des soins exige qu'on mesure le temps à sa disposition. En cas de doute sur le temps qui peut être légitimement alloué, je crois que vous devez être avant tout sensible à votre qualité d'être.

B. L.

Un commentaire...

Ah ! Voilà des propos qui me touchent personnellement et qui trouveront certainement une résonance chez un grand nombre de soignants : le soignant doit aussi faire attention à lui-même ! Cela renvoie à la difficile – voire parfois déchirante

– question des limites à établir. Tiraillement vécu au quotidien devant l'ampleur de la souffrance humaine, le temps qui fait défaut, la santé et les besoins personnels du soignant, les demandes du système de santé... Non, il n'est pas facile pour un soignant de mettre des limites ; c'est un apprentissage nécessaire mais ardu et toujours à approfondir.

O. B.

24
La recherche intense du spirituel

Hugo R. est un homme de 45 ans que je suis en clinique externe depuis bientôt 10 ans. Après un long passé d'aventures amoureuses sans lendemain, il fréquente, depuis trois ans, un conjoint avec lequel il ne cohabite pas. Il reçoit les prestations de l'aide sociale, ayant progressivement délaissé ses activités de technicien en électronique qui se limitent à des services rendus à des amis ou à des contrats occasionnels. Notre suivi en externe débute après une succession d'hospitalisations brèves en psychiatrie pour des états psychotiques à caractère religieux et spirituel survenus en association avec une consommation importante de cannabis. Lors d'un de ces épisodes, le patient est retrouvé dans un parc quasi nu, dans une attitude de méditation. Il effectue un jeûne intensif afin de se purifier et de « faire un tout » avec les énergies de l'univers. Il se croit sous l'emprise d'une très grande force. Dieu l'aurait choisi en vue de l'accomplissement d'une très grande mission, mais il a échoué. Il est convaincu que Dieu le rejette en raison de cet échec et il craint d'être puni et de mourir.

Après une rémission rapide de ses symptômes, le patient quitte l'hôpital avec une médication antipsychotique et bien déterminé à ne plus consommer de drogue. Bien qu'il se décrive comme ayant toujours été attiré par les pratiques spirituelles, il convient de l'aspect excessif et irréel des croyances ayant mené à ses hospitalisations. Nous discutons ensemble de la nature de ses épisodes psychotiques récents : s'agit-il de psychoses toxiques (associées à la prise de drogues) ou révèlent-t-ils une vulnérabilité à la psychose au long cours ? Le patient est très peu ouvert à cette deuxième possibilité. Selon lui, toute cette période difficile et confuse est associée à la prise de drogue, dont il est maintenant abstinent. Au cours de la première année de notre suivi, il développe un tableau de morosité, d'apathie et de perte du sentiment de plaisir qui répond peu aux antidépresseurs. Il confie une quête identitaire au long cours et un sentiment profond de manque depuis son enfance, parsemée de blessures et d'abandons.

Un effet secondaire important nous oblige à cesser la médication antipsychotique de monsieur, qui se montre très réticent à la remplacer par une autre. Il se sent beaucoup mieux sans médication, dira-t-il. Au fur et à mesure que les mois – et les années – avancent, je constate qu'il apparaît moins attristé et défaitiste. Il reprend goût à la vie. Il se réengage progressivement dans des activités, en particulier des activités spirituelles variées (méditation, rencontres-conférences, lectures, séances de médium) qui lui permettent de développer un réseau social partageant ses intérêts et ses aspirations. Il se lie avec plusieurs groupes qui semblent relever de divers courants spirituels intégrant des éléments à la fois religieux, spirituels et ésotériques selon ma perception. Lors de nos rencontres, il parle abondamment de ses activités spirituelles, et ce, dans un discours touffu mais cohérent. Il verbalise son désir ardent de vivre dans l'amour total et inconditionnel. Il est surpris de ne pas y arriver aussi rapidement qu'il le voudrait, malgré ses efforts soutenus pour intégrer les enseignements spirituels reçus. Son ressenti d'émotions afflictives – pourtant bien humaines – et sa difficulté à vivre selon son idéal de don total de soi exacerbent son sentiment douloureux de ne pas être à la hauteur, ce qu'il travaille intensément en psychothérapie avec le psychologue de mon équipe.

Sont réapparues, à son grand désarroi, des bouffées psychotiques de courte durée sous forme d'angoisse intense, d'hallucinations auditives et de messages désapprobateurs entendus chez les gens qu'il croise dans la rue. Ces épisodes durent de quelques heures à quelques jours, mais malgré sa souffrance, le patient conserve une autocritique adéquate, reconnaissant leur nature psychotique. Toutefois, il est convaincu qu'un être humain est directement responsable de ce qui lui arrive dans la vie, les évènements positifs tout comme les évènements négatifs. Ainsi, pour une raison qu'il ne comprend pas encore, il croit qu'il a « choisi » de développer des psychoses. Dans ce contexte, il demeure très réticent à ma proposition de reprendre une médication, étant convaincu de son propre pouvoir d'auto-guérison.

Je m'inquiète de l'évolution de ce patient. En plus de ses pratiques spirituelles poussées, il présente désormais des épisodes où il se sent fébrile, rempli d'une énergie qui interfère avec son sommeil et qui s'accompagne rapidement d'angoisse et de symptômes psychotiques brefs mais récurrents. Il accepte de prendre seulement une très petite dose de médication, nettement insuffisante pour le soulager. Bien qu'il soit assidu à ses rendez-vous, il me perçoit souvent comme une représentante de la médecine traditionnelle, et, ainsi, peu susceptible d'adhérer à sa vision spirituelle du monde et de l'être humain. Heureusement, il maintient un bon lien avec le psychologue de mon équipe avec lequel, petit à petit, il travaille des enjeux émotionnels importants. Toutefois, parallèlement à ses rencontres avec moi et avec celles, hebdomadaires, avec son psychologue, il amorce un nouveau suivi avec un thérapeute psycho-spirituel qui fait partie d'un groupe – s'agit-il d'une secte ? – qu'il fréquente assidument. Ce groupe spirituel offre des retraites et de nombreux ateliers de recherche de soi et encourage le patient à développer ses aptitudes spirituelles afin de les mettre au service des membres. Le patient en est enthousiasmé. Toute expression d'inquiétude de ma part l'amène à adopter une attitude défensive et irritable. Où tout ceci le conduira-t-il ?

* * *

Ce patient, aux prises avec un trouble psychotique au long cours, est heureux de s'inscrire dans un groupe qui partage ses aspirations spirituelles et l'encourage dans ses idéaux d'amour et de don de soi absolus. Par ailleurs, je ne peux m'empêcher de m'interroger sur la bienveillance réelle à son endroit. Son thérapeute psycho-spirituel et les autres responsables sont-ils conscients de ses fragilités et désireux de le soutenir ? Ou bien les gens qui l'entourent profitent-ils de son enthousiasme sans se soucier des conséquences pour lui ? Un psychiatre est parfois – souvent – obligé de vivre avec les inquiétudes que suscitent les situations vécues par ses patients, et avec un certain sentiment d'impuissance. Lorsque cela survient, il importe de tenir bon et de garder espoir, quoi qu'il advienne, dans le maintien d'une relation thérapeutique en évolution.

O. B.

* * *

Vous m'écrivez qu'il s'agit d'un homme de 45 ans... en clinique externe depuis bientôt 10 ans. Ici apparaissent clairement l'originalité et la générosité du travail du psychiatre : ce dernier ne fuit pas la douleur, il la reçoit, l'écoute. Contrairement à la chirurgie qui opte en général pour l'intervention la plus immédiate possible.

En acceptant la possibilité d'un long traitement, il peut arriver que le psychiatre se retrouve comme pris en otage ! Jusqu'à quel degré acceptera-t-il cette situation ?

Hugo R. se montre habile comme un vieux routier lorsqu'il passe, invariablement, de l'adoration à la superstition. C'est que la religion peut devenir un lieu de maladie. À cause de ce qu'elle promet à qui la traite comme un médicament. « Prie et tu guériras... ou jeûne et tu libèreras ton esprit... etc. » Le rite peut créer une sorte d'estime de soi qui rassure sur le moment où il est accompli. Il n'y a que les religions qui se relient à un fondateur, à une personne réelle, qui puissent préserver de cette fausse autosatisfaction.

Il semble bien que Hugo R. trouve dans l'appartenance à un groupe une certaine manière de s'en tirer. La cage sauve l'oiseau en fuite ! Mais qu'en est-il si le groupe lui-même le conduit à de nouvelles « superstitions » ? Comment penser guérir celui qui soigne sa maladie et s'intègre à un groupe social qui fait de même ?

Hugo R. n'abuse-t-il pas de la générosité de son psychiatre qui entend l'accompagner jusqu'à la guérison ?

Cela peut être la grandeur et la misère du médecin de l'esprit d'offrir son aide même aux cas les plus incertains. Je pense à la parabole du Bon Samaritain.

B. L.

Un commentaire...

Est-ce que je me « retrouve comme prise en otage » ? Voilà une question qui mérite d'être posée ! Mais je m'intéresse en même temps à ce qui a bien pu contribuer à votre perception. Peut-être est-ce la durée du suivi, qui n'est pourtant pas exceptionnelle en psychiatrie lorsqu'il s'agit de patients présentant des situations complexes. Les suivis à plus long terme, tel celui de ce patient, sont souvent marqués par la traversée de différentes étapes qui comportent chacune de grands défis et exigent un temps considérable. Peut-être est-ce la mention de mes inquiétudes et d'un certain sentiment d'impuissance dans l'étape actuelle du suivi. Peut-être est-ce lié au défi qui peut sembler inatteignable de « guérir celui qui soigne la maladie ». Quoi qu'il en soit, votre perception renvoie à une question intéressante qui ne peut trouver de réponse brève dans la perspective d'un psychiatre ! Je dirai seulement ceci qui m'apparaît être le plus important : c'est d'abord et avant tout le patient lui-même qui est pris en otage par son passé traumatique duquel il a du mal à se dégager.

O. B.

25

La performance qui permet de survivre et celle qui tue

Samay N. est un homme de 35 ans d'origine cambodgienne, marié et père d'une fillette de 3 ans. Il possède une formation d'ingénieur. Notre première rencontre en clinique externe remonte à il y a près de trois ans. Monsieur s'y plaint du fait qu'il ne se reconnaît plus. Lui, toujours si actif et énergique, se sent abattu, déprimé et démotivé. Une anxiété débordante le paralyse dans ses décisions. Il est inquiet des défaillances de sa mémoire et de sa concentration, qui lui sont essentielles dans son travail. Son sommeil fragile s'est détérioré avec l'arrivée de son nouveau-né, envers qui il ressent une impatience inattendue qui le chagrine et dont il se sent coupable. Monsieur présente un tableau dépressif majeur le rendant inapte au travail. Nous explorons ensemble son contexte de vie marqué par une accumulation de situations stressantes : son environnement de travail malsain où il est soumis aux exigences d'un supérieur tyrannique ; le changement de vie lié à l'arrivée de sa fille pourtant bien désirée ; les rapports conflictuels avec ses parents chez lesquels lui et sa famille séjournent en attendant l'entrée dans une nouvelle maison. Malgré tout, il souligne un aspect positif très aidant : sa relation de couple solide et le soutien de son épouse. Il m'apparaît comme un jeune homme dynamique et plein d'avenir traversant un moment difficile, dont je ne doute pas qu'il se remette avec les interventions thérapeutiques appropriées.

Toutefois, cet état dépressif majeur qui m'apparaissait être au départ un tableau plutôt « classique » semble évoluer avec lenteur, et ce, en dépit de la motivation du patient au suivi et de son adhérence à la pharmacothérapie. Afin de « protéger » sa femme et son enfant de son irritabilité, il se réfugie dans le sous-sol de la maison où il passe la plupart de ses journées. Il laisse libre cours à ses pensées anxieuses sur le sens de la vie et sur le pourquoi de la détérioration de son état. Sa dépression vient ébranler tous les repères centraux sur lesquels il avait tenté de construire son identité et son existence : le travail impeccable et la performance ; la droiture et la justice ; les liens familiaux et son rôle de soutien au sein de sa famille d'origine. Il verbalise des idées suicidaires mais se raccroche à la vie grâce à la présence de sa femme et de sa fille et à son souhait fervent d'être un bon père.

En parallèle avec les essais pharmacologiques nombreux, le suivi étroit en clinique externe permet au patient d'aborder des sujets pénibles qu'il révèle progressivement et avec un sentiment de honte. Il raconte les attentes et la pression déraisonnables imposées par un patron qui abuse de son dévouement et de son incapacité à dire non. Cette relation problématique – toute douloureuse qu'elle soit – est venue raviver des traumatismes plus profonds encore. Il relate avec une colère difficile à contenir, et qui le ronge au quotidien, le problème d'alcoolisme de son père, dont l'attitude très violente et imprévisible créait un climat de chaos et de terreur dans la maison au Cambodge. Il décrit ses anxiétés, sa faim et sa soif pendant les longs jours de la traversée houleuse qu'il effectuait, à l'âge de 14 ans et seul de sa famille, sur le bateau l'amenant en Thaïlande.

Il se souvient de son impérieux désir de survivre dans le camp de réfugiés surpeuplé, en Thaïlande, où son père venait le rejoindre six mois plus tard tandis que sa mère et sa sœur cadette demeuraient au Cambodge. Il exprime, en bon fils aîné, ses sentiments de loyauté et de responsabilité envers sa mère et sa sœur cadette pour lesquelles il a travaillé d'arrache-pied, tout en poursuivant ses études, afin d'assurer leur venue à Montréal. Et voilà qu'après tous ses efforts de survivance, et au moment de l'atteinte de ses objectifs professionnels et familiaux, il s'effondre... loin de son idéal de force et de détermination.

Monsieur avoue que je suis la première personne à laquelle il révèle autant de détails sur son parcours traumatique. Il m'est reconnaissant du soutien que je lui apporte. Ce n'est qu'après deux années de suivi avec moi, et à mon insistance, qu'il accepte enfin d'entreprendre, en parallèle, une psychothérapie avec un psychologue de mon équipe. Malgré sa crainte initiale de se faire juger, il se sent désormais à l'aise dans cette démarche qui se poursuit depuis un an. Or, bien que certains de ses symptômes dépressifs se soient améliorés (ex. : son sommeil et son appétit), il demeure avec des sentiments de morosité, de colère et de dévalorisation intenses reflétant, entre autres, la non-résolution d'enjeux complexes liés à son identité et à son estime de lui-même.

* * *

L'évolution de certains patients peut surprendre, dans un sens positif ou négatif. La chronicisation d'un tableau dépressif majeur, en dépit des efforts thérapeutiques appropriés, peut suggérer la présence de vulnérabilités de la personnalité plus importantes que postulé initialement. Il arrive parfois que l'équilibre précaire d'une personne ayant vécu depuis l'enfance des situations d'instabilité, de rupture ou d'abus soit soudainement bouleversé par des évènements stressants d'apparence plus « ordinaire ». Dans ce contexte, le rétablissement peut s'avérer beaucoup plus long que prévu avec des périodes stationnaires où le patient exprime son sentiment d'impuissance et d'autres périodes où il tente de s'approprier son vécu traumatique. De nouveau, il importe alors pour le patient, son psychiatre et son psychologue « de tenir bon » dans la conviction d'une démarche signifiante. Les discussions d'équipe constituent des moments de ressourcement privilégiés permettant aux intervenants – psychiatre, psychologue, travailleur social, infirmière et autres – de maintenir un regard réflexif et empathique sur les enjeux émotionnels complexes et douloureux de nos patients. Comme l'écrivait Emily Dickinson, « l'espoir est cette chose à plumes qui se perche dans l'âme, chante l'air sans les mots et jamais ne se tait ».

O. B.

* * *

Une fois de plus, la psychiatrie est confrontée par le temps de la guérison. Un client, 35 ans, ingénieur en plus, s'est habitué à ce que la technique opère à sa manière sur-le-champ. Subito presto ! Il y a quelque chose de la pensée magique dans les réussites de la technique. Celle-ci appelle en principe le succès et en un sens la perfection. Comment une clinicienne de l'âme peut-elle s'en tirer ?

J'admire votre espoir et votre manière de chanter un air de guérison « sans les mots ». Je m'interroge davantage sur le désir de Samay N. de retrouver tout de suite son état antérieur, lui qui a déjà eu droit aux médicaments « de la vitesse ». Je suis d'accord avec vous que « le rétablissement peut s'avérer beaucoup plus long ».

Nous touchons ici à une réalité redoutable : la vie nécessairement et toujours en devenir et la maladie qui réclame l'efficacité immédiate... En outre, de culture asiatique, Samay N. a peut-être l'esprit plus subtil et moins cartésien.

Nous en revenons nécessairement à cette constante de notre époque : l'efficacité à tout prix. Comment entretenir un « regard réflexif » avec un bénéficiaire qui veut des résultats immédiats ? Comment prendre son temps avec quelqu'un qui, sans le savoir toujours, refuse le temps et chez qui l'avenir veut tout de suite s'imposer au présent ?

N'est-ce pas que l'espoir opère dans la continuité, dans l'attente de la guérison, dans le dialogue thérapeutique, plutôt que dans la pensée magique ? Comme disent souvent les théologiens : la grâce, ici la guérison, ne détruit pas la nature. Elle l'épouse en un sens, elle la respecte jusque dans ses retours et ses lenteurs. Éternel dialogue entre la nature et la culture, qui préfère de nos jours l'immédiateté à la continuité !

Patience et longueur de temps
Font plus que force ni que rage

La Fontaine, *Fables II, 11*
dans *Le Lion et le Rat (1681)*

B. L.

Au revoir

Chère Dr Bernazzani,

Ai-je été trop téméraire ? Bien qu'accompagnateur spirituel auprès des jeunes depuis plusieurs années, je me rends compte que l'être humain toujours en devenir demeure une énigme et pour lui-même et pour les autres. Surtout lorsqu'il s'agit d'êtres blessés par la vie, l'hérédité ou même à la suite d'un faux pas.

En vous lisant, j'ai perçu les difficultés du psychiatre averti qui se doit de recevoir des gens venant de différents horizons culturels, gérer des zones interdites, explorer l'invisible mal de l'âme, l'agonie psychique, la mal-croyance jusqu'à la détresse foudroyante. Quels défis ! La lecture de vos vignettes cliniques a été pour moi à la fois une dure épreuve et comme une heureuse route d'accès à la connaissance des richesses de l'âme humaine, fût-elle malmenée par les pires épreuves.

Je relis vos vignettes cliniques et je note encore davantage votre sens du récit mené à l'encontre de toute preuve ainsi que votre don largement manifesté de l'écoute réflexive et empathique. Enfin, ces appels discrets au devenir de l'âme en quête de libération intérieure vous honorent en même temps qu'ils vous définissent comme thérapeute humaniste et spiritualiste.

Benoît Lacroix

Cher Père Lacroix,

Vos beaux et bons mots me font rougir... Qu'y répondre ? Sinon merci de cette merveilleuse aventure d'un dialogue « à cœur ouvert » autour des histoires touchantes de vie de mes patients. Merci d'avoir aimé mes patients au point d'accepter de vous confronter à la dure réalité de leur souffrance, et ce, sans jamais perdre espoir. Merci d'avoir « pris soin de moi », et par le fait même de mes patients, au cours de notre belle randonnée humaine.

À travers nos rencontres et la lecture de vos commentaires, j'ai pu être témoin de votre intérêt jamais démenti pour l'humain, quels que soient son parcours ou ses difficultés. J'ai pu bénéficier de la fraîcheur de votre regard dans des situations complexes. J'ai été frappée par votre perspicacité à déceler des enjeux psychologiques qu'il m'avait parfois fallu du temps à approfondir. J'ai noté votre souci d'en savoir davantage, de documenter et de faire reposer vos opinions sur des informations pertinentes et concrètes. À la fois humaniste et théologien, vous n'en possédez pas moins la capacité de sonder et de décrire lucidement des difficultés ou des enjeux très humains, tout en demeurant constant dans une attitude d'accueil dépourvue des moindres signes de jugement et de rejet. Voilà qui continue de demeurer une source d'inspiration pour moi !

Au cours de notre cheminement privilégié ensemble, nous avons parfois – souvent ? – été confrontés à la différence de nos points de vue. Or, cette différence accueillie est source d'une richesse et d'une profondeur nouvelles. Et tout n'a pas été dit, loin de là... Notre dialogue à

« trois » – et celui à « quatre » avec le lecteur – contribuent à illustrer, je l'espère, qu'un être humain est toujours bien davantage que ce que l'on perçoit de lui, que ce que l'on croit saisir de lui... Ainsi, notre « au revoir » d'aujourd'hui se veut moins un point d'arrivée qu'un point de départ. Laissons-nous, prophètes de l'inachevé que nous sommes tous, sur un très beau texte d'Oscar Romero.

Odette Bernazzani

Prophètes de l'inachevé

Il est bon de prendre du recul, de regarder derrière soi.
Le Royaume n'est pas seulement au-delà de nos efforts,
il est aussi au-delà de notre vue.
Durant notre vie, nous ne réalisons qu'une petite part
de l'entreprise magnifique qu'est le travail de Dieu.
Rien de ce que nous faisons n'est achevé :
le Royaume est toujours au-delà de nos possibilités.
Aucune déclaration ne dit tout ce qui peut être dit.
Aucune prière n'exprime complètement notre foi.
Aucune religion n'apporte la perfection.
Aucun programme n'accomplit la mission de l'Église.
Nous plantons des semences qui un jour pousseront,
portant en elles la promesse du futur.
Nous posons des bases sur lesquelles d'autres bâtiront.
Nous fournissons le levain qui produira des effets
bien au-delà de nos capacités.
Nous ne pouvons pas tout faire :
le comprendre apporte un sentiment de libération,
et permet de faire quelque chose : de le faire bien.
Ce n'est peut-être pas fini, mais c'est déjà un début ;
un pas de plus sur le chemin, une opportunité
de laisser entrer la grâce du Seigneur qui fera le reste.
Nous pouvons ne jamais voir le résultat final,
mais c'est là la différence entre le maître et l'ouvrier.
Nous sommes ouvriers, pas maîtres ni messies.
Nous sommes prophètes du futur, non de nous-mêmes.

Oscar Romero (1917-1980), archevêque de San Salvador assassiné en pleine messe pour avoir défendu les pauvres.
Prier n° 301, mai 2008

Remerciements

La chance et le bonheur de rédiger ce livre, je les dois d'abord et avant tout à la générosité exceptionnelle du Père Lacroix. Je ne le remercierai jamais assez.

De plus, je tiens à souligner ma gratitude à plusieurs autres personnes qui m'ont soutenue, inspirée, aidée... Les mots que voici demeurent modestes, mais mon sentiment de reconnaissance est profond :

À ma mère, à qui je dois le goût de la lecture et de l'écriture et qui fut toujours une source intarissable d'encouragement. Comment la remercier suffisamment ? Je veux aussi souligner, à 87 ans, sa générosité dans l'acceptation des privations de ma présence que lui ont imposées les nombreuses heures de travail requises pour la rédaction de ce livre.

À mon mari Michel, qui fut un soutien indéfectible dans ce projet d'écriture auquel il a contribué de multiples façons. Je le remercie du fond du cœur, entre autres, de son encouragement continu et de sa patience rassurante lors de mes moments de doute, de sa lecture assidue des textes et de ses commentaires judicieux tout au long du parcours. Je n'aurais pu réaliser ce projet sans son accompagnement généreux.

Aux collègues psychiatres, aux professionnels de la santé et au personnel côtoyés au fil des ans, en particulier ceux de l'Hôpital Maisonneuve-Rosemont, qui partagent ma passion pour la rencontre avec les patients. Qu'ils sachent que nos échanges au quotidien et leur dévouement discret continuent d'être une source d'inspiration pour moi.

Au Dr Daniel St-Laurent, psychiatre et chef médical du programme de santé mentale de l'Hôpital Maisonneuve-Rosemont, qui m'honore de son soutien enthousiaste dans chacune de mes entreprises et tout spécialement dans mes projets d'écriture. Qu'il reçoive toute mon appréciation.

Au Dr Marcel Hudon, psychiatre et psychanalyste, ami et collègue de longue date avec lequel j'ai le privilège d'échanger au quotidien sur les aspects les plus complexes de notre métier et de la nature humaine. Au Dr Vincenzo Di Nicola, psychiatre et philosophe, qui a renforcé ma confiance en mon projet d'écriture et en la pertinence de ma démarche actuelle en psychiatrie. Ensemble, nous partageons une passion pour l'interrelation entre les sciences humaines et la psychiatrie. Ces deux collègues me « nourrissent » de leur réflexions riches et stimulantes et de leurs lectures intarissables. Je leur sais gré de leur présence précieuse.

Au Dr Jacques Bernier, psychiatre, qui me soutient de sa compréhension et de son respect dans mon exploration du lien entre la spiritualité et la psychiatrie. Je suis touchée de son ouverture facilitante.

Au Dr Allannah Furlong, psychanalyste, qui a accepté de partager avec moi son expertise précieuse sur les questions éthiques liées à la rédaction de matériel clinique. Je la remercie de son éclairage face à ces questions complexes.

À ma secrétaire, madame Huguette Berthiaume, dont je tiens à souligner l'engagement soutenu et généreux. Quelle soit remerciée de sa bienveillance envers moi et envers mes patients.

À tous les professeurs de l'Institut de pastorale, qui, de par leur pédagogie et leur engagement extraordinaires, offrent un milieu de formation riche et adapté aux enjeux d'aujourd'hui. Je tiens à leur exprimer ma vive reconnaissance et à souligner la contribution toute spéciale de madame Francine Robert, monsieur Bruno Demers, madame Yolande Frappier et monsieur Michel Gourgues à mon cheminement de foi.

À madame Sophie Brouillet, adjointe à l'éditeur chez Médiaspaul, qui a accueilli avec beaucoup de délicatesse notre projet d'écriture. Le Père Lacroix et moi-même la remercions chaleureusement de sa bienveillance et de son professionnalisme dans la réalisation de ce projet.

Enfin, À TOUS MES PATIENTS, qui m'ont appris – et continuent de le faire – l'essentiel et l'essence même de mon métier. Je leur en suis immensément redevable.

Travaux cités

American Psychiatric Association, *Diagnostic and Statistical Manual of Mental Disorders (DSM-5)*, Washington DC, American Psychiatric Publishing, 2013, 947 p.

Bifulco, Antonia & Moran, Patricia, *Wednesday's Child. Research into Women's Experience of Neglect and Abuse in Childhood, and Adult Depression*, Londres et New York, Routledge, 1998, 207 p.

Bifulco, Antonia & Thomas, Geraldine, *Understanding Adult Attachment in Family Relationships : Research, Assessment and Intervention*, Londres et New York, Routledge, 2013, 352 p.

Brown George & Harris, Tirril, *Social Origins of Depression*, Londres, Tavistock, 1978, 399 p.

Carrillo, Francine, *Vers L'Inépuisable, 52 traversées pour 52 semaines*, Labor et Fides, Genève, 2002, 144 p.

Di Nicola, Vincenzo, *A Stranger in the Family : Culture, Families and Therapy*, New York et Londres, W.W. Norton, 1997, 400 p.

François-Poncet, Claire-Marine, « La confidentialité en psychanalyse » dans *L'éthique du psychanalyste*, Presses Universitaires de France, 2011, p. 83-98.

Frappier, Yolande, Notes du cours intitulé « L'écoute : source de transformation », Institut de pastorale, novembre 2012.

Furlong, Allannah, « The Why of Sharing and Not the What : Confidentiality and Analytic Purpose » dans Levin Charles, Furlong Allannah & O'Neil Mary Kay, *Confidentiality : Ethical Perspectives and Clinical Dilemmas*, Hillsdale NJ, The Analytic Press, Inc, Publishers, 2003, p. 39-49.

—, « Further reflections on the impact of clinical writing on patients » dans *International Journal of Psychoanalysis*, 87, 2006, p. 747-768.

Hillesum, Etty, *Une vie bouleversée. Journal 1941-1943*, Seuil, 1981, 249 p.

Kleinman, Arthur, *The Illness Narratives : Suffering, Healing, and the Human Condition*, Basic Books, 1988, 284 p.

Ministère de la santé et des services sociaux, *Plan d'action en santé mentale 2005-2010 - La force des liens*, Ministère de la Santé et des Services sociaux du Québec.

Moran, Mark, « APA Board approves DSM-5 » dans *Psychiatric News, Newspaper of the American Psychiatric Association*, vol. 47, n° 24, 21 décembre, 2012, p. 22.

Morin, Egdar, « Le paradigme de complexité » dans *Introduction à la pensée complexe*, Éditions du Seuil, 2005, p. 77-104.

Rolland, Jean-Claude, « Quelques conséquences psychiques de la différence entre une communication analytique et une communication scientifique », texte de la présentation à la Société psychanalytique de Montréal, mars 1998.

Romero, Oscar, *Prophètes de l'inachevé*, prière citée dans *Prier*, n° 310, 1er mai 2008.

Scarfone, Dominique, « Vérité d'un texte. Réflexions sur ce qu'il convient d'attendre d'un compte-rendu de notre pratique analytique » dans *Bulletin de la Société Psychanalytique de Montréal*, septembre-octobre 2009, p. 1-5.

Tattersall, Ian, *The World from Beginnings to 4000BCE*, Oxford University Press, 2008, p. 1.

The Economist, « Psychiatric Diagnosis. That way, madness lies », Science and Technology section, 6 février 2010, p. 88.

White, Michael, Epston, David, *Narrative Means to Therapeutic Ends*, W. W. Norton & Company Incorporated, 1990, 229 p.

Table des matières

MARQUIS

Québec, Canada